Fachberichte Simulation

Herausgegeben von D. Möller und B. Schmidt

Band 16

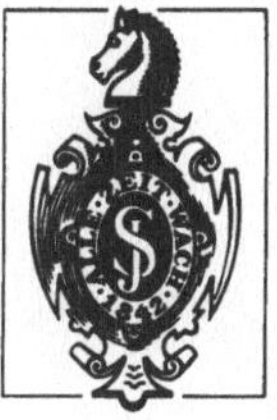

Anton Obermayer (Hrsg.)

Simulation in Anästhesie und Intensivmedizin

Mit 61 Abbildungen

Springer-Verlag
Berlin Heidelberg New York
London Paris Tokyo
Hong Kong Barcelona Budapest

Wissenschaftlicher Beirat:

M. Birkle, J. Biethahn, P. Schmitz, H. W. Schüßler, A. Storr, M. Thoma

---

Herausgeber der Reihe

Dr. D. Möller
Physiologisches Institut
Universität Mainz
Saarstraße 21
6500 Mainz

Prof. Dr. B. Schmidt
Lehrstuhl für Operations Research
und Systemtheorie
Universität Passau
Postfach 2540
8390 Passau

Herausgeber des Bandes

Dipl.-Ing. Dr. A. Obermayer
Institut für Anästhesiologie
Klinikum der
Universität Erlangen-Nürnberg
Krankenhausstraße 12
8520 Erlangen

ISBN 978-3-540-54660-3   ISBN 978-3-642-51090-8 (eBook)
DOI 10.1007/978-3-642-51090-8

Die Deutsche Bibliothek – CIP-Einheitsaufnahme
Simulation in Anästhesie und Intensivmedizin / Anton Obermayer (Hrsg.). –
Berlin ; Heidelberg ; New York ; London ; Paris ; Tokyo ; Hong Kong ;
Barcelona ; Budapest : Springer, 1992
  (Fachberichte Simulation ; Bd. 16)

NE: Obermayer, Anton [Hrsg.]; GT

62/3020-543210 – Gedruckt auf säurefreiem Papier

Vorwort

Die Simulation - das belegen die bisher erschienen Bände dieser Reihe - hat sich bei
Naturwissenschaftlern und Ingenieuren bereits seit längerem bewährt. Materialeigenschaften, die Aerodynamik von Fahr- und Flugzeugen, technische Verfahren, um nur
einige Beispiele zu nennen, lassen sich durch Simulation mit einem günstigeren Kosten-
/Nutzen-Verhältnis prüfen und optimieren, manche Hypothesen nur so überhaupt
evaluieren.

Erstmalig im Bereich der Medizin haben sich die Autoren der in diesem Band zusam-
mengefaßten Beiträge Ende 1989 zu einem Workshop getroffen, um über Notwendigkeit und Nutzen der Simulation in Anästhesie und Intensivmedizin zu diskutieren. Zwei
Gründe sind für das erwachende Interesse der Mediziner an Fragen der Simulation
maßgeblich:
1. Das in den zurückliegenden Jahren gewachsenen Sicherheitsbewußtsein.
2. Die Tierversuchsproblematik.

Wenn beispielsweise in der Anästhesie rund 70% aller gefährlichen Zwischenfälle auf
menschlichem Versagen beruhen, auf unzureichender Überprüfung, auf erstmaliger
Konfrontation mit der Situation, auf Nichtvertrautsein mit Instrumenten und Geräten
usw., dann offenbaren diese Tatsachen die Schwäche einer Einführung in die fachspezifische ärztliche Tätigkeit allein nach dem Prinzip des "learning by doing". Der Weg zu
mehr Sicherheit für den Patienten führt über ein zielorientiertes "learning for doing"
und "learning by simulation" zur Vermeidung risikoerhöhender Umstände und Ereignisse.

Unsere Gesellschaft ist gegenüber Tierversuchen sensibler geworden. Das hat zu einer
differenzierten Betrachtung des Einsatzes von Tierversuchen geführt und die Entwicklung alternativer Untersuchungsmethoden gefördert. Soweit es geht, wird heute jeder
verantwortliche Wissenschaftler Tierversuche durch andere Formen der Simulation, sei
es mit Mikroorganismen, Zellkulturen oder technischen Simulatoren bzw. Computersimulationsprogrammen ersetzen.

Die Beiträge des vorliegenden Bandes bieten eine aktuelle Übersicht über das gegen-
wärtige Spektrum von Einsatzmöglichkeiten der Simulation in verschiedenen Bereichen
der Medizin und schwerpunktmäßig in der Anästhesie und Intensivmedizin. Wir freuen
uns, daß neben den Medizinern die Vertreter aus der Technik, der Mathematik, den

Naturwissenschaften und auch aus den sog. theoretischen Fächern der Medizin nicht nur unserer Einladung zu der Workshopveranstaltung bereitwillig gefolgt sind, sondern auch kooperativ an der Gestaltung der Publikation durch eine an den Bedürfnissen der klinischen Praxis orientierte Aufarbeitung ihrer Beiträge mitgewirkt haben. Wir werten dies als ein positives Zeichen dafür, daß Interdisziplinarität - zumindestens für die hier Beteiligten - kein theoretisches Postulat, sondern ein Stück Wissenschaftspraxis ist. Dafür haben wir zu danken!

Unser Dank gilt auch der Firma Drägerwerk AG, Lübeck, deren großzügige Unterstützung die Durchführung der Workshopveranstaltung und die Drucklegung des Buches überhaupt erst ermöglicht hat, sowie dem Springer-Verlag für die zügige Produktion des Bandes und seine angemessene Ausstattung.

Erlangen, im April 1991

E. Rügheimer
A. Obermayer

Inhaltsverzeichnis

Simulation in der Anästhesie und Intensivmedizin - notwendig und nützlich

E. Rügheimer

Die "Simulation" ist dem Arzt seit langem vertraut. Allerdings nicht die des Simulators, sondern die des Simulanten, der unter bewußter Vortäuschung von Krankheit vom Arzt eine Krankschreibung oder auch eine Untauglichkeitsbescheinigung für den Wehrdienst erwirken möchte. Nun, der sprachliche Weg zu dem, was man in dem hier erörterten Zusammenhang unter Simulation versteht, ist vielleicht gar nicht so weit: Man will ja mit der Simulation einen realen Sachverhalt, einen Ausschnitt aus der beruflichen Wirklichkeit innerhalb bestimmter Toleranzgrenzen zuverlässig darstellen, um Einsichten in physiologische und pathophysiologische Zusammenhänge zu gewinnen und diagnostische und therapeutische Möglichkeiten durchspielen und erproben zu können.

Die Simulation hat zwar, wenn man das Tierexperiment als die Urform der Simulation betrachtet, ihren Ausgangspunkt in der Medizin, verdankt aber entscheidende Entwicklungsimpulse ihrem Einsatz in den Naturwissenschaften und in der Technik: Materialeigenschaften lassen sich durch Simulation ebenso prüfen wie das aerodynamische Verhalten von Fahrzeugen und Flugkörpern. Die Astrophysiker simulieren die Entstehungsbedingungen des Universums, um ihre Hypothesen prüfen zu können, und Astronauten hat man erst zum Mond geschickt, nachdem sie die Landemanöver bis zur Perfektion am Simulator geübt hatten.

Seit Jahrhunderten ist eines der wesentlichen didaktischen Prinzipien der praktischen Medizin das "learning by doing": Der junge Arzt eignet sich im "Mittun" mit seinen älteren erfahrenen Kollegen die handwerklichen Grundlagen seines Berufes an. Darauf wird man auch in Zukunft nicht verzichten können. Um aber dem jungen Arzt einen verantwortlichen Einstieg in seine klinische Tätigkeit zu ermöglichen, vermitteln wir ihm im Rahmen des didaktischen Konzepts der Erlanger klinischen Propädeutik [1, 2] durch ein systematisches "learning for doing" wesentliche Kenntnisse und Fertigkeiten für seine praktische Tätigkeit, bevor er zum ersten Mal den Operationssaal betritt.

Nun wird ja die Tätigkeit des Anästhesisten gern mit der des Piloten in der Luftfahrt verglichen: der Patient in Narkose, der wie der Passagier sein Leben ganz dem Piloten anvertraut, ohne im geringsten auf den Flug Einfluß nehmen zu können. Es lag daher nahe, den angehenden Anästhesisten genau wie den Piloten zunächst am Simulator zu trainieren, bevor er einen Patienten narkotisiert. Damit sind wir bei einer ganz wesentlichen Anwendung der Simulation in der Anästhesie und Intensivmedizin: Dem didaktischen Einsatz in der Aus-, Weiter- und Fortbildung von Studenten, Ärzten und Pflegepersonal in Anästhesie, Intensiv- und Notfallmedizin. Die Einsatzmöglichkeiten für dieses "learning by simulation" sind vielfältig:

- Der Umgang mit Geräten, ihre Einstellung, Bedienung und Steuerung ist am effektivsten mit den originalen Geräten am Simulator zu erlernen. Dies gilt auch für die Einführung neuer Geräte, wenn diese über eine bloß formale Einweisung hinausgehen soll. Die von der MedGV geforderte Gewährleistung einer sachgerechten Handhabung der Geräte ist nur über ein Training an Simulatoren wirklich zu erfüllen.

- Fortgeschrittene Simulatoren erlauben das Nachfahren aller atemmechanischen Parameter und ein systematisches Zwischenfallstraining, d.h., der Ausbilder kann über eine Fernsteuerung typische Komplikationen beispielsweise bei einer Beatmung oder Narkosebeatmung induzieren. Das Erkennen der Situation und die richtige Reaktion können geübt werden, ohne möglicherweise einen Patienten zu gefährden.

- Mit speziellen Simulatoren kann der gesamte Anästhesieverlauf von der Einleitung über die Unterhaltung der Anästhesie bis hin zur Ausleitung durchgespielt werden. Gerade solche physischen Modelle und Programme machen dem Lernenden die theoretisch sehr komplizierten pharmakokinetischen Zusammenhänge bei einer Anästhesie in ihrem Ablauf transparent.

- Im notfallmedizinischen Unterricht haben sich Simulatoren zum Eintrainieren der lebensrettenden Handgriffe und Techniken seit langem bestens bewährt. Jeder Medizinstudent muß sich auf die häufig über Leben und Tod entscheidenden Notfallsituationen vorbereiten, und jeder praktizierende Arzt muß seine notfallmedizinischen Kenntnisse und Fertigkeiten immer wieder auffrischen. Dafür steht ein breites Spektrum von Simulatoren zur Verfügung, vom Intubationstrainer über Herz-Lungenwiederbelebungsphantome, die eine automatische Effizienzkontrolle der durchgeführten Maßnahmen ermöglichen, bis hin zur "San Arena", in der Simulatoren in realitätsnah ausgestaltete Notfallsituationen integriert sind.

- Schließlich, um noch ein weiteres Beispiel zu nennen, können entsprechend strukturierte Datenbanken dem Arzt bei Fragen seiner täglichen klinischen Praxis auf das Wesentliche fokussierte Informationen und gezielte Hinweise auf diagnostische und therapeutische Besonderheiten liefern. Die Entwicklung sog. Expertensysteme bringt dem Arzt einerseits einen enormen Zuwachs an aktuell präsentem Wissen, andererseits birgt ihr Einsatz auch brisante medikolegale Probleme: Wer haftet beispielsweise bei einer diagnostischen oder therapeutischen Fehlentscheidung, die auf der Empfehlung eines Expertensystems beruht? Soll hier die bekannte Freizeichnungsklausel "Anwendung erfolgt auf eigene Gefahr" eine ausschließliche Benutzerhaftung begründen? Oder wird es hier auch eine Mitverantwortung und damit eine Mithaftung des Herstellers geben?

Wichtige Einsatzgebiete der Simulation sind sicher auch die Funktionsprüfung der Geräte im Rahmen der routinemäßigen Wartung und die Evaluierung bei der Neuentwicklung von Geräten. Manches Sicherheitsrisiko und auch manche Belästigung läßt sich dadurch für unsere Patienten vermeiden.

Schließlich ist Simulation ein ganz wichtiges Instrument klinisch expermimenteller Forschung. Bereits das Tiermodell ist ja eine Form der Simulation. Allerdings wird hier lediglich ein Lebewesen, der Mensch, durch ein anderes, das Tier, substituiert. Unsere Gesellschaft, wie wir alle wissen, ist gegenüber Tierversuchen sensibler geworden. Das hat zu einer differenzierten Betrachtung des Einsatzes von Tierversuchen geführt und die Entwicklung alternativer Untersuchungsmethoden gefördert. Selbstverständlich wird heute jeder verantwortliche Wissenschaftler Tierversuche, soweit das geht, durch andere Formen der Simulation, sei es mit Mikroorganismen, Zellkulturen oder technischen Simulatoren bzw. Computersimulationsprogrammen ersetzen. Bedauerlicherweise ist die Diskussion von einigen Gruppen sog. "Tierschützer" auch sehr stark emotionalisiert worden bis hin zur strikten Ablehnung von Tierversuchen überhaupt, was nicht nur unsinnig ist, sondern auch kaum zu quantifizierende Hemmnisse für die Forschung verursacht hat. Wir müssen aber festhalten, daß Tierversuche nach wie vor dann unverzichtbar sind, wenn die Reaktion des Gesamtorganismus das entscheidende Kriterium ist.

Das Anwendungsspektrum der Simulation, das hier aus der Sicht des Mediziners in der Anästhesie, Intensiv- und Notfallmedizin skizziert wurde, wird in den folgenden Beiträgen systematisch aufgearbeitet. Die Simulation ist aus unserer ärztlichen Tätigkeit in Forschung, Lehre und Krankenversorgung nicht mehr wegzudenken. Gerade in einem hochtechnisierten Arbeitsgebiet, wie dem der Anästhesie, Intensiv- und Notfallmedizin, ist der Einsatz von Simulatoren für viele Bereiche notwendig und nützlich.

4

Literaturverzeichnis

[1]Rügheimer, E.: Klinische Propädeutik für Anästhesisten (1982) Anästh.
Intensivmed. 23: S. 242-247

[2]Rügheimer, E.: Didaktik der Weiter- und Fortbildung (1990). In: E. Rügheimer
(Hrsg.): Konzepte zur Sicherheit in der Anästhesie. Teil 1: Fehler durch Mensch und
Technik
(Klinische Anästhesiologie und Intensivtherapie, Bd. 38), Springer-Verlag
Berlin Heidelberg New York London Paris Tokyo Hongkong, S.348-366

Möglichkeiten und Grenzen der Simulation

Dietmar P. F. Möller

1. Problemstellung

Will man die Möglichkeiten und Grenzen der Simulation darstellen, ist zunächst eine
Definition des Begriffes Simulation notwendig. Dazu soll an einem Beispiel eine Vorstellung von Simulation vermittelt werden.

Beispiel:

Es ist dunkel, neblig, auf der Straße liegt Laub. Sie fahren mit ihrem Auto bei einer
Geschwindigkeit von 80 km/h nach Hause und freuen sich auf den Feierabend. Plötz-
lich sehen Sie im Scheinwerferlicht ein anderes Fahrzeug, das quer auf der Fahrbahn
steht. Sie bremsen und versuchen auszuweichen, kommen dabei aber ins Schleudern,
durchbrechen die Leitplanke, stürzen die Böschung hinunter. Ihnen ist zum Glück
nichts passiert, aber Ihr Auto hat nur noch Schrottwert - ein Fall für die Versicherung?
Nein, denn der Unfall wurde in einem Simulator eines Kraftfahrzeugherstellers nachgebildet, um das Verhalten von Fahrer und Fahrzeug in kritischen Situationen zu testen.

Solche oder ähnliche Versuche haben zu Verbesserungen geführt, die schon viele Men-
schenleben gerettet haben. Nicht immer muß es ein sogenannter Crash-Test sein, bei
dem ein reales (und im Regelfall teueres) Fahrzeug gegen eine Mauer prallt, um Meßwerte über die Verformung von Wagenteilen zu erhalten. Oft reicht auch die Abbildung
z.B. durch ein mathematisches Modell, das Schwer- und Fliehkraft, Biegeverhalten von
Metallen und andere physikalische Grundlagen kombiniert.

Aus dem Beispiel ist ersichtlich, daß die geschilderte Fahrsituation im PKW, der Crash-
Test, die Abbildung durch ein mathematisches Modell, eine Simulation darstellen. Im
erstgenannten Fall ist diese eine visuelle, im zweiten Fall eine physikalische und im
letztgenannten Fall eine abstrakte.

Aus dem dargelegten geht hervor, daß die Begriffe Modell und Simulation in einer
engen Wechselwirkung stehen, jedoch nicht synonym verwendet werden dürfen. Damit
haben wir die wichtigsten Voraussetzungen für die Definition des Begriffes Simulation
zusammengetragen.

Definition:
Wir definieren in diesem Sinne dann die Simulation als die Reproduktion des statischen und/oder dynamischen Verhaltens eines realen Prozesses, basierend auf einem materiellen oder immateriellen Abbild der Realität, dem Modell, welches diejenigen Aspekte des realen Prozesses beschreibt, die für den angestrebten Erkenntnisgewinn von Bedeutung sind, um aus den Simulationsergebnissen auf die Eigenschaften des realen Prozesses rückschließen zu können.

Mittels Modellbildung ist es möglich, die zunächst unstrukturierten Ausgangsdaten eines Erkenntnisgegenstandes der wissenschaftlichen Untersuchung mit Hilfe formaler Abbildungen strukturiert darzustellen, z.B. mittels pneumatischer Elemente, mit Hilfe von Differentialgleichungen etc. und dessen Dynamik durch Modellnachbildung, d. h. durch Simulation, zu erfassen.

Demzufolge ist die Entwicklung von Modellen zur Simulation komplexer Prozesse bzw. Erkenntnisgegenstände in den vergangenen Jahren stetig angewachsen und zu einem wirkungsvollen Werkzeug der Analyse komplexer Prozeßvorgänge geworden und Gegenstand interdisziplinärer Forschung. Der Wert derartiger Modelle und deren Nachbildung durch Simulation liegt darin begründet, Informationen über den zu untersuchenden Prozeß gewinnen zu können, welche normalerweise direkt nicht zugänglich sind, da mit dem realen System häufig nicht in der gewünschten Weise experimentiert werden kann, wie z.B. bei der Stabilitätsanalyse von Grenzbereichen. Auch können am Modell relativ leicht Veränderungen vorgenommen und deren Auswirkungen durch Simulation untersucht werden. Hierbei sind mathematische Modelle den physikalischen überlegen, müssen doch bei letztgenannten nicht unerhebliche Werkstatt- und Umrüstzeiten berücksichtigt werden; dafür sind physikalische Modelle im Regelfall immer anschaulicher, d.h. weniger abstrakt.

Die rechnerunterstützte Simulation kann Ersatz und/oder Ergänzung zu Experimenten sein bzw. bei mathematischen Modellen den Ersatz einer im Regelfall nicht möglichen geschlossenen mathematischen Lösung darstellen, da die mathematische Behandlung von Prozessen nichtlinearer Struktur im Regelfall die Lösung komplizierter und teilweise verkoppelter Differentialgleichungssysteme erfordert.

Ist das Modell hinreichend genau validiert, dann sind auf indirekte Weise quantitative Aussagen über Wirkungsmechanismen sowie Parameter, die einer direkten Messung nicht oder nur schwer zugänglich sind, möglich, oder es können aufgrund von Simulationsergebnissen gezielte experimentelle Untersuchungen (experimental design) angeregt werden. Durch Einsatz der rechnerunterstützten Simulation können in diesem Zusammenhang Versuchsprotokolle erarbeitet und optimiert werden. Darüber hinaus lassen sich durch Anpassung der durch Simulation gewonnenen Daten an experimentell gewonnene Ergebnisse unbekannte Parameter bzw. Zustände des zu untersuchenden Prozesses abschätzen, was einem indirekten Messen entspricht [8]. Dazu wird für den Prozeß aus den an ihm gemessenen Eingangs- und Ausgangsgrößen der Parameterraum des Modelles dergestalt variiert, daß die Ausgangsgrößen möglichst wenig, d.h. innerhalb eines vorgegebenen Gütekriteriums, voneinander abweichen [8].

Durch Modellnachbildung (Simulation) können ferner vertiefte Kenntnisse komplexer Prozesse gewonnen werden, wie z.B. Regulationseinflüsse, um damit diejenigen Mechanismen zu erkennen, die eine entscheidende Rolle bei der hierarchischen Prozeßkontrolle biomedizinischer Systeme spielen. Darüber hinaus ist die Simulation ein zweckmäßiges Hilfsmittel zur Ausbildung, wo sie bereits heute ein breites Einsatzgebiet abdeckt. Als stellvertretende Beispiele seien hier erwähnt die Regelungstechnik, die Biologie, Medizin und Ökologie etc.

Angemerkt werden soll, daß Simulation nicht zwingend den Rechnereinsatz erfordert, wenngleich diese Form heute bei der Simulation im Regelfall im Vordergrund steht, insbesondere, wenn es um die Behandlung diskreter und gemischt kontinuierlichdiskreter Systeme geht.

Da die Qualität des Ersatzsystems des realen Prozesses, das Modell, entscheidenden Einfluß auf die Aussagegenauigkeit der Simulation hat, sind im folgenden die Voraussetzungen der Modellbildung darzulegen.

2. Modellbildung

Wie eingangs bereits dargestellt, tritt ein Erkenntnisgegenstand der wissenschaftlichen Untersuchung zunächst als Menge unstrukturierter Ausgangsdaten entgegen. Im Rahmen der Modellbildung werden die zunächst umstrukturierten Ausgangsdaten durch funktionale Dekompensation sowie Abstraktion unter bestimmten Gesichtspunkten analysiert (man kann im gewissen Sinne von einem Filterungsprozeß sprechen) und auf eindeutig bestimmte Elemente einschließlich deren Attribute (Merkmale, Eigenschaften, Relationen) abgebildet. Auf diese Weise erhält man das Strukturkonzept des Modells, das Ersatzsystem des realen Prozesses, welches im Grunde genommen ein abstraktes Modell ist [9]. Hieraus ist sofort eine allgemeingültige Grenze der

Simulation evident; ein Modell gestattet Aussagen nur innerhalb der Untermenge von Elementen des ganzen, die im Rahmen des Modellbildungsprozesses von Bedeutung waren. Dies gilt für folgende Modellbildungsprinzipien:
- Prinzip der physikalischen Ähnlichkeit
- Prinzip der physikalischen Isomorphie
- Prinzip der mathematischen Abbildung.

Abstrahiert man diese Ausführungen noch um einen Schritt, kann man sagen, daß sich Erkenntnis in Modellen in aufeinanderfolgenden semantischen Stufen abspielt [10].

Auf der 0-ten semantischen Stufe stehen die Reize und Eindrücke (materielle Information), welche die Gegenstände und Vorgänge (auch die Mitteilungen anderer Subjekte) auf uns ausüben.

Diese Reize und Einwirkungen wecken in uns bestimmte Vorstellungen und vermitteln uns ein Bild von den Gegenständen usw. Diesen Prozeß wollen wir als interne Modellbildung auffassen und das Bild als Modell der ersten semantischen Stufe. Man kann unterscheiden zwischen dem unmittelbaren Bild, das die Reize und Eindrücke auslöst, wir sprechen dann vom Perzeptionsmodell, und zwischen dem erweiterten Bild, welches durch eine Assoziation dieser Eindrücke mit anderen Eindrücken und Vorstellungen durch die Kombination der verschiedenen Bilder und Vorstellungen entsteht. Wir sprechen in diesem Zusammenhang vom kogitativen Modell.
Auf der zweiten semantischen Stufe werden diese Vorstellungen ausgesprochen, d. h. in einer intersubjektiv verständlichen Sprache zum Ausdruck gebracht, es handelt sich hier um das Kommunikationsmodell. In höheren semantischen Stufen können diese Sprachformen wieder auf andere Zeichenformen abgebildet werden. Der nächstliegende Schritt besteht darin, daß die Sprache schriftlich fixiert wird.

In weiteren Stufen könnte man daran denken, die Vorstellungen in formalen Sprachen, z.B. in einer Rechnersprache, auszudrücken und damit eine Abbildung der Vorstellungen in einem Rechner zu generieren. Auf diese Weise lassen sich die semantischen Stufen der Erkenntnis fortsetzen. Jede Stufe bedeutet jedoch eine Einschränkung des Informationsgehaltes, die aber gleichzeitig mit einer Präzisierung verbunden ist: So ist die Sprache einschränkender, aber präziser als die Gedankenverbindungen und Empfindungen, die Schrift wiederum einschränkender und präziser als die Fülle der Sprachmöglichkeiten, aber präziser als die Umgangssprache, usw. In Bild 1 ist der Erkenntnisakt nochmals zusammenfassend dargestellt [7].

Aus dem Vorhergehenden gelangt man zu folgender Schlußfolgerung: Nach der geschilderten Theorie sind wissenschaftliche Modelle Erkenntnismodelle, die auf der dritten oder höheren semantischen Stufe der Erkenntnis anzusiedeln sind. Das bedeutet, daß sie in präzisierten Formen Abbildungen von Gedankenmengen und Mengen von Sprachkonstrukten sind, die aufgrund der Reize und Einflüsse der Gegenstände und Vorgänge in der realen Welt entstanden sind.

0. semantische Stufe: Reize, Eindrücke (materielle Information)
Vorstellungen
interne Modellbildung
=Modell der 1. semantischen Stufe

1. semantische Stufe: Perzeptionsmodell = f (Reize, Eindrücke
Kogitatives Modell = f (Bild);
dieses Bild ist durch Assoziationen
der Eindrücke mit anderen Eindrücken und Vorstellungen sowie
Kombinationen der verschiedenen
Bilder und Vorstellungen begründet

2. semantische Stufe: Kommunikationsmodell
Vorstellungen werden in einer inter-
subjektiv verständlichen Sprache zum
Ausdruck gebracht

3. semantische Stufe: Zeichenmodell
Sprachform wird auf Zeichenform
abgebildet

4. semantische Stufe: Fixierung der Sprache

5. semantische Stufe: Vorstellung formalisieren z.B. in
Rechnersprache;
Abbildung der Vorstellung im
Rechner generieren

Bild 1: Erkenntnis in Modellen und zugehörige semantische Stufen

Es sei an dieser Stelle angemerkt, daß die Erkenntnis realer Prozesse durch das Zusammenwirken von Wahrnehmung und Denken getragen wird. Die bloße Wahrnehmung der bunten Vielgestaltigkeit des Seins (Menge unstrukturierter Ausgangsdaten) durch unsere Sinne, ohne das Denken, führt zu einer Traumwelt. Reines Denken ohne Wahrnehmung dagegen führt zu einer Scheinwelt. Der Erkenntnisakt vollzieht sich im Herstellen der Einheit von Wahrnehmung und Denken. Sind Begriff (Denken) und Erscheinung (Wahrnehmung) in Übereinstimmung, wird erkannt (Wirklichkeit, Realität).

Die bislang vorgestellte Modellbildungsprozedur erlaubt eine Erweiterung durch das wissens- bzw. entscheidungsorientierte Modellerzeugungsverfahren des induktiven Schlußfolgerns. Hierzu wird Wissen in Form von Fakten und Relationen zwischen den Fakten notiert; man spricht in diesem Zusammenhang von einer prozeduralen Wissensdarstellung. Durch Anfragen an die Wissensbasis können neue Fakten für Entscheidungen, d.h. Schlußfolgerungen, abgeleitet werden. Unbefriedigende Antworten leiten einen Rückkopplungsprozeß in dem Sinne ein, daß durch Ergänzungen von Fakten und Relationen die Wissensbasis neu bewertet wird, um zu einem Sachverhalt vertiefte Einsichten zu erhalten. Dies ist im Grunde genommen ein Lernen erster Ordnung, wobei die Veränderung durch Korrektur von Irrtümern über die Auswahl innerhalb einer Menge von Alternativen - Wissensbestand, Regelbasis - realisiert wird. Man hat diese Repräsentation häufig mit der mentalen Darstellungsweise in Zusammenhang gebracht.

Den gedanklichen Prozeß, die relevanten Elemente, Beziehungen und Attribute des realen Prozesses durch ein abstraktes Modell darzustellen, nennen wir im folgenden Qualifikation.

Die Qualifikation wird im Regelfall durch die Rektifikation ergänzt. Hierbei wird das abstrakte Modell durch physikalische Nachbildung, Isomorphie oder Programmierung auf einem Rechner in ein reales Modell überführt. Häufig wird anstelle des Begriffes Rektifikation der Terminus Verifikation verwendet. Rektifikation kommt von Rektus, d. h. richten, und ist für den Übergang vom abstrakten zum realen Modell der adäquatere Begriff, da für den Übergang über die zweckmäßige Form der Realisierung zu entscheiden (richten) ist [7]. Konkret bedeutet dieses, Implementierung auf einem Rechner, Auswahl des numerischen Verfahrens bzw. der (höheren) Programmiersprache, Nachbildung mittels elektrischer, hydraulischer, pneumatischer, thermischer oder mechanischer (translatorisch, rotatorisch) Elemente etc. Ein quantitatives Maß für die Rektifikation ist die Reproduzierbarkeit. Nach erfolgreicher Rektifikation können z.B. für vorgegebene Eingangsgrößen die Ausgangsgrößen oder die Zustände des Modells vorhergesagt werden. Im Vergleich mit beobachtbaren Zuständen am realen Prozeß kann das Modell verifiziert werden.

Die Verifikation, d.h. die Bewahrheitung, erbringt den Nachweis, daß das reale Modell eine hinreichend genaue Nachbildung des realen Prozesses ist, und daß dann auch Vorhersagen zu am realen Prozeß nicht meßbaren Systemzusammenhängen möglich und glaubbar sind. Dieses ist ein entscheidender Vorteil von Modellbildung und Simulation als Verfahren zur Systemuntersuchung, da nicht das Verhalten des realen Prozesses selbst, sondern das Verhalten gegenständlicher oder abstrakter Modelle realer Prozesse oder auch abstrakter hypothetischer Systeme untersucht werden kann, wobei über die gewonnenen Erkenntnisse auf die Eigenschaften des realen Prozesses rückgeschlossen werden kann. Dazu muß das Modell dergestalt parametrisiert sein, daß es die funktionell und morphologisch relevanten Größen des biologischen Prozesses explizit, eindeutig und interpretierbar enthält.

Die Verifikation eines Modells wird unterteilt unter dem Gesichtspunkt der Übereinstimmung bzw. der Nichtübereinstimmung. Im Falle der Akzeptanz spricht man von Validation (validas = Güte, Wert, Gültigkeit), im Falle des Verwerfens von Falsifikation (Widerlegung, Falschheit). Diese Zusammenhänge zeigt zusammenfassend Bild 2.

Der Vollständigkeit halber sei angemerkt, daß die in Bild 2 dargestellten Attribute noch hinsichtlich ihrer Ordnung eingeteilt werden. So unterscheidet man zwischen Attributen nullter Ordnung, dies sind die Eigenschaften der Elemente, und Attributen höherer Ordnung, dies sind die Eigenschaften der zwischen Elementen bestehenden Beziehungen.

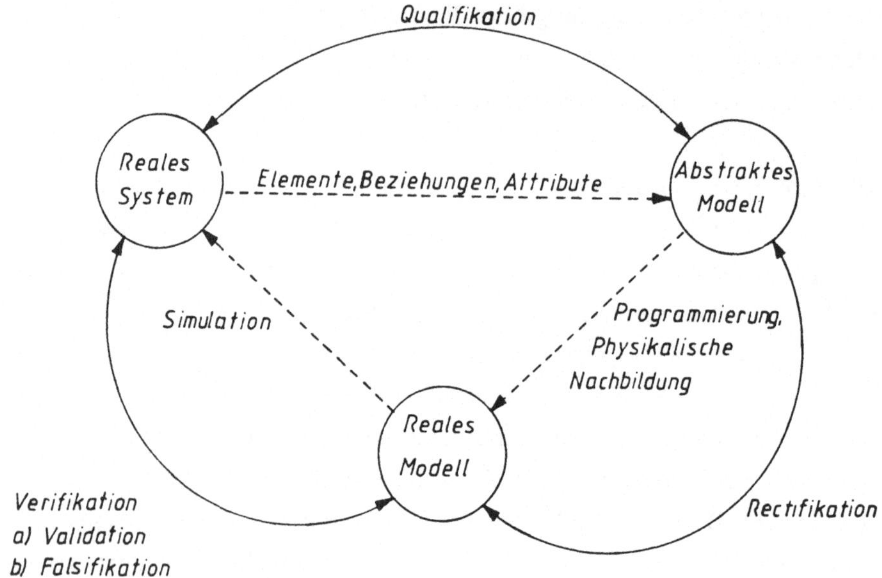

Bild 2: Struktogramm der drei systemanalytischen Teilbereiche: Qualifikation, Rektifikation, Verifikation

Bezeichnet man mit A die nicht-leere Menge der Attribute a und mit B die nicht-leere Menge der Beziehungen b, dann kann der Funktionszusammenhang eines realen Systems symbolisch wie folgt beschrieben werden:

$$F: = (a \in A, b \in B).$$

Beziehungen sind logische Relationen zwischen Elementen (Kombinationsbeziehung). Danach weist ein Prozeß mit n-Elementen maximal n^2-Relationen auf, wovon höchstens n-Relationen identisch und n(n-1)-Relationen nichtidentisch sind.

Identische Beziehungen (Relationen) sind durch folgende Bedingungen charakterisiert:

Reflexivität der Relation:

$$(x) [x \in M \rightarrow R (x,x)]$$

Symmetrie der Relation:

$$(x) (y) [x \in M \; y \in M \; R(x,y) \rightarrow R(y,x)]$$

Transitivität der Relation:

$$(x)\,(y)\,(z)\,[x \in M\; y \in M\; z \in M\; R(x,y) \to R(y,z) \to R(x,z)]$$

mit M als nicht-leerer Menge der Gegenstände, Eigenschaften und dergleichen und R als Relation zwischen den Elementen von M.

Nicht-identische Beziehungen (Relationen) sind solche, denen mindestens eine der drei genannten Bedingungen fehlt. Aus der nicht-leeren Menge der nicht-identischen Relationen ist die Struktur des realen Prozesses festlegbar. Beispiel für nicht-identische Relationen sind hierarchische biologische Prozesse, da sie der Symmetrie der Relation nicht genügen.

Die Verifikation der Modellbildung durch Simulation kann durch wissensbasierte Verfahren erweitert werden, indem deklaratives Wissen eingebunden wird. Hierbei besteht der Wissensbestand aus einer Sammlung von Fakten, die abgefragt werden können. Im Sinne einer Verifikation wird die Abfrage validiert (bewahrheitet) oder falsifiziert (verworfen). Allgemein gilt, daß der Validation genügt ist, wenn Widerspruchsfreiheit, Unabhängigkeit erfolgt sind. Ein quantitatives Maß der Verifikation ist demnach die Genauigkeit. Gelangt man mittels Verifikation zu Korrekturen des realen Modells und demzufolge zu einem korrigierten realen Modell, d.h. die Annahmen und Ergebnisse der Qualifikationen wurden verifiziert, dann ist der theoretische Teilschritt in der Systemanalyse um eine experimentelle Untersuchung erweitert worden. Auch hier lassen sich die modernen Verfahren der Wissensrepräsentation einsetzen. Zur Anwendung kommt in diesem Falle die objektorientierte Wissensdarstellung. Wissen wird dabei dargestellt durch Objekte und Beziehungen zwischen den Objekten. Darüber hinaus können Objekte durch Fakten und Objektbeziehungen durch Merkmale ergänzt werden.

Diese zusätzlichen Beschreibungen können Spezifikationen des Problems entsprechen. Auf diese Weise ist Wissen darstellbar durch Wirkungen von Abläufen, und dies wiederum ist Grundlage für eine automatische Überprüfung der Konsistenz usw.

Die Güte der Simulation hängt damit von der Güte der Modellbildung ab, die unter dem Gesichtspunkt Möglichkeiten und Grenzen der Simulation zwei allgemeingültige Randbedingungen erfüllen muß: Erstens darf die Vereinfachung zum Zwecke der Modellbildung nicht soweit getrieben werden, daß das reale System verzerrt abgebildet wird, denn dann sind die durch Simulation gewonnenen Modellaussagen nicht mehr von Bedeutung. Zweitens ist der formale Aufwand bei der Modellbildung so zu begrenzen, daß das Modell noch handhabbar bleibt.

Hierin ist z.B. für das Prinzip der mathematischen Abbildung implizit die Ordnung des Modells enthalten. Bei der Modellbildung wird man deshalb stets einen Kompromiß zwischen der Modellgüte, d. h. der Genauigkeit der Modellaussagen, und dem Modellaufwand, d. h. den Kosten für den Modellentwurf und die Modellnachbildung, die Simulation, suchen, was Bild 3 zeigt.

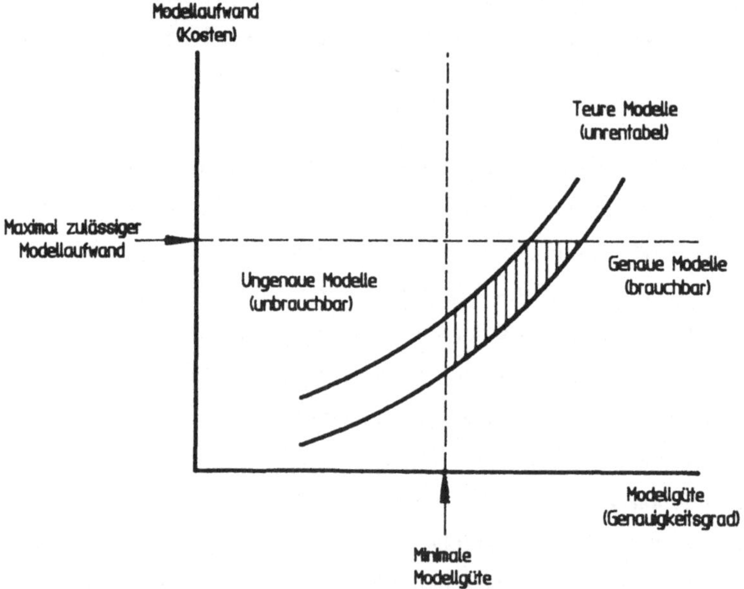

Bild 3: Abhängigkeit zwischen Modellaufwand (Kosten) und Modellgüte (Genauigkeitsgrad)

3. Simulationstechnik

In Abhängigkeit der gewählten Modellbeschreibungsform liegt die Simulation vor als:

Physikalische Ähnlichkeit

Unter Berücksichtigung physikalischer Ähnlichkeitsgesetze wird z.B. ein Fahrzeug- oder Flugzeugmodell gebaut und damit im Windkanal bestimmte Eigenschaften des Originalfahrzeuges bzw. Originalflugzeuges untersucht oder ein hydraulischer Kreislaufsimulator aufgebaut, mit dem, bezogen auf die Viskosität des Blutes, die Elastizität der herznahen Gefäße und des peripheren Widerstandes, die Funktion künstlicher Herzklappen untersucht werden kann.

Isomorphie

Infolge Isomorphie kann das reale (mechanische) System, welches aus örtlich-konzentrierten Elementen besteht, wie z.B. Dämpfer, Feder, Masse, auf ein strukturell gleichartiges (elektrisches) Ersatzsystem, bestehend aus Elementen wie Induktivität, Kapazität und Widerstand ersetzt werden, an welchem das reale (mechanische) System betreffende systemdynamische Untersuchungen durchgeführt werden.

Mathematische Abbildung

Diese basiert im Regelfall auf rechnergestützten Verfahren. Dazu wird das zu untersuchende System exakt oder näherungsweise durch entsprechende mathematische Gleichungen beschrieben, z.B.:

- Polynome
- algebraische Gleichungen
- Differenzengleichungen
- Differentialgleichungen
- Zustandsraumvektorgleichungen
- Operatorgleichungen
- Integralgleichungen etc.

Um den Rahmen nicht zu sprengen, beschränken wir uns in den nachfolgenden Ausführungen ausschließlich auf die rechnergestützte Simulation, da auch moderne physikalische Simulatoren, wie z. B. Kreislaufsimulatoren [6, 12] oder Lungensimulatoren (siehe Beiträge im vorliegenden Band), rechnerunterstützt betrieben werden.

Mathematische Modelle als Beschreibungsform des Zusammenhanges zwischen Ursache und Wirkung, welche die ausgewählten (physikalischen) Systemeigenschaften global oder explizit enthalten, sind häufig analytisch nicht mehr geschlossen lösbar. Die im allgemeinen in Frage kommenden Näherungsverfahren zur Lösung können in vier Gruppen eingeteilt werden:

I   Berechnung des charakteristischen Polynoms nach Überführung des Differentialgleichungssystems in ein algebraisches Gleichungsystem

II Eigenwertbestimmung

III Analoge Lösung des Differentialgleichungssystems

IV Numerische Verfahren zur Lösung des Differentialgleichungssystems.

Aus diesen Näherungsverfahren können die Simulationswerkzeuge abgeleitet werden.
Es sind dies
-Analogrechner
-Hybridrechner
-Digitalrechner
-Digitale Integrieranlagen
-Parallelrechner
-Superrechner.

Der elektronische Analogrechner, verfügbar seit den frühen fünfziger Jahren, wurde
überall dort eingesetzt, wo kontinuierliche Systeme durch Differentialgleichungen
beschrieben werden konnten. Die gleichzeitige Verfügbarkeit von n-Integratoren
erlaubte die parallele iterative Berechnung der n-Differentialgleichungen, weshalb das
Systemverhalten häufig in Echtzeit simuliert werden konnte.

Der Hybridrechner vereinigt die Vorzüge von Analog- und Digitalrechner, d.h. als
Hybrid Multiprozessorsystem die Echtzeitsimulation (Rechengeschwindigkeit) und die
Rechengenauigkeit.

Der Digitalrechner verfügt über eine arithmetische Einheit, weshalb die Rechen-
operationen sequentiell ausgeführt werden. Digitalrechner werden zur Simulation
parallel-kontinuierlicher Systeme und diskret-serieller Prozesse eingesetzt. Das kontinuierliche System wird dabei diskretisiert. Seine Programmierung erfolgt auf unterschiedlichen Sprachebenen, wobei man, in Abhängigkeit der Benutzerfreundlichkeit
von gering bis gut, folgende grobe Zuordnung erhält:
-Maschinensprache
-Assembler
-höhere Programmiersprache
-problemorientierte Programmiersprache.

Die digitale Integrieranlage ist ein Multiprozessorsystem, welches besonders gut
anwendbar ist zur genauen und schnellen Simulation repetiver Vorgänge.

Parallelrechner basieren auf einer speziellen Architektur leistungsfähiger Prozessoren
im Verbund mit einer höheren Programmiersprache. Bei Parallelrechnern wurde die
klassische (serielle) von Neuman-Architektur erfolgreich durchbrochen. Moderne
Entwicklungen liegen im Bereich der Transputer und der Simulation neuronaler Netze
auf Transputerbasis. Eine zusammenfassende Darstellung findet sich in [2].

Supercomputer sind eine besonders leistungsfähige Klasse von Parallelrechnern für die Simulation höchstkomplexer Strukturen bei schnellster Zykluszeit, wie sie bei Nuklearanwendungen, seismischen Erhebungen, Wettervorhersagen, Erdölbohrungen u.a.m. notwendig sind. Supercomputer sind Rechner, die sich gegenüber anderen Parallelrechnern dadurch unterscheiden, daß mit ihnen die jeweils neuesten leistungsfähigen Techniken zum Einsatz kommen, die im Regelfall erst Jahre später zum Stand der Technik gehören.

An dieser Stelle lassen sich auch die Möglichkeiten der Simulation, die z.B. durch das Vorhandensein von Supercomputern entstehen, werten. Der Simulation kommt als dritte Säule neben Theorie und Experiment eine erhebliche Bedeutung zu. In den vielen Fällen, in denen Experimente nicht realisierbar sind, gelingt es mittels Simulation auf Supercomputern, Antworten auf äußerst komplexe Fragestellungen zu erhalten, was wiederum zum besseren Verständnis der Theorie beiträgt. Beispiele hierfür sind z.B. der orts- und zeitabhängige Ablauf von Verbrennungsvorgängen in Dieselmotoren oder Details der Wirbelbildung und Ablösung an der Hinterhaube einer Flugzeugtragfläche. Darüber hinaus ermöglichen Simulationen mittels Supercomputer Aufschluß über die Brauchbarkeit von Hypothesen, beispielsweise bei astrophysikalischen Problemen, wie den zeitlichen Verlauf der Materieverteilung bei der Sternentstehung [4] oder bei physiologischen Fragestellungen, wie z.B. der Temperaturregulation oder dem Tumorwachstum und der Tumortherapie.

Die Grenzen der Simulation mit Supercomputern liegen neben dem enormen Aufwand an paralleler Programmierung im Monetären. Bei Kosten von über 10 Millionen US$ verfügen nur wenige Zentren (Universitäten, Forschungsinstitute) und einige wenige Firmen über derart teure Werkzeuge.

4. Lernfähigkeit und Selbstlernen

Um die Möglichkeiten des Einsatzes des Werkzeuges Simulation zu erweitern, wird derzeit weltweit daran gearbeitet, die klassische Beschreibungsebene der Simulation als informationsverarbeitenden Prozeß durch die Metaphrase wissens-resp. regelverarbeitende Verfahren zu erweitern, z.B. durch Einbettung oder Verzahnung mit einem Expertensystem, was Bild 4 zeigt.

18

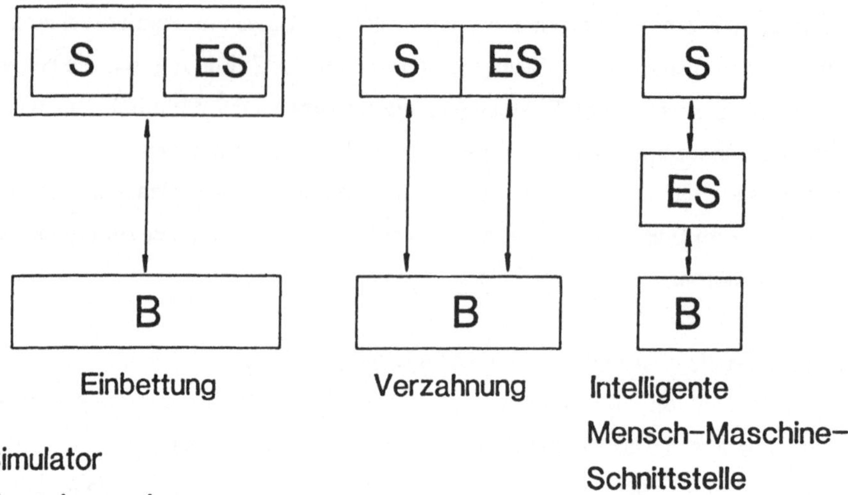

Bild 4: Möglichkeiten zur Kombination von Simulation und Expertensystem

Bei der Einbettung ist das wissensbasierte System (Expertensystem) in das Simulationssystem eingebettet, bei der Verzahnung ist die gleichzeitige Nutzung von wissensba-
siertem System und Simulationssystem möglich, wohingegen bei der intelligenten
Mensch-Maschine-Schnittstelle die Kommunikation mit dem Benutzer via das wissensbasierte System abläuft.

Unter einem wissensbasierten System versteht man eine Beschreibungsebene, welche
auf der Grundlage von Daten und explizit repräsentiertem Wissen nach vorgegebenen
Algorithmen und Heuristiken z.B. Diagnosen erstellt, Pläne generiert, Auskünfte erteilt
usw. Hier sind, wenngleich dieses Forschungsgebiet auch noch relativ jung ist, derzeit
nicht die Grenzen der Simulation zu sehen, da wissensbasierte Systeme lediglich eine
rein syntaktische Korrelation von Zeichenreihen, die ihm eingegeben werden, mit
gewissen anderen Zeichenreihen, die vom wissensbasierten System ausgegeben werden,
herstellen, ohne daß dabei die Bedeutung der Zeichen verstanden wird. Wie in [11]
dargestellt, wissen wissensbasierte Programme von heute also nichts; auf sie ist der
Begriff Wissen nicht anwendbar, nicht nur temporär, sondern prinzipiell. Notwendig ist
deshalb eine Exploration der Prinzipien, mit denen der Mensch "denkt" und interagiert.

Neuerdings werden alte Ideen wieder aufgegriffen, wonach Wissen in neuronennetz-artigen Gebilden verteilt dargestellt wird. Das dargestellte Wissen ist dann nicht spezifi-schen Symbolen zugeordnet; vielmehr ist es in Form von Aktivitätsmustern über Knoten und die diese verbindenden Konnektionen des gesamten Netzes verteilt [3]. Man spricht auch von subsymbolischen Repräsentationen. Die daraus abgeleiteten konnektionistischen Modelle finden bezüglich des Phänomens Lernfähigkeit deshalb besondere wissenschaftliche Beachtung.

Lernfähigkeit ist eines der wesentlichsten Merkmale menschlicher Intelligenz, und damit stellt der gesamte Bereich des maschinellen Lernens einen integralen Bestandteil der Erforschung der sog. "künstlichen Intelligenz" (KI) dar.

Geht man von der Vorstellung aus, daß Lernen in einem gewissen Sinne stochastisch abläuft, d.h. Komponenten von "Versuch" und "Irrtum" enthält, dann folgt, daß eine mögliche Ordnung der Lernprozesse auf eine hierarchische Klassifizierung der Irr-tumstypen, die in den vielfältigen Lernprozessen jeweils korrigiert werden, gestützt werden kann. In [1] wird für die Klassifizierung von Lernprozessen die sogenannte de-skriptive Typentheorie benutzt. Lernen 0. Ordnung kennzeichnet dann all jene Prozesse, die nicht der Berichtigung von Versuch und Irrtum unterworfen sind, während Lernen 1. Ordnung die Veränderung durch Korrektur von Irrtümern über die Auswahl inner-halb einer Menge von Alternativen ist. Demgegenüber stellt Lernen 2. Ordnung die Veränderung im Prozeß des Lernens 1. Ordnung dar. Hier tritt also eine korrigierende Veränderung in der Menge von Alternativen, unter denen die Auswahl getroffen wird, ein, was bezogen auf lernfähige Simulationssysteme der Veränderung der Regeln bzw. Algorithmen durch das System selbst entspricht. D. h., die Veränderung betrifft nicht die Datenbank (Daten des Algorithmus), die Operanden (das wäre Lernen 1. Ordnung), sondern es handelt sich beim Lernen 2. Ordnung und allen höheren Lerntypen um eine Variation der Operanden, also der Lernregeln, durch das System selbst, was einem Kontextwechsel gleichkommt [1].

Es sei an dieser Stelle angemerkt, daß es ein technisch-realisiertes System für das Lernen 2. Ordnung bisher nicht gibt, da eine Maschine, die ihren eigenen Algorithmus (ohne "Lehrer bzw. Konstrukteur") erstellt, bisher nicht entwickelt wurde.

Alles bis heute in der KI-Forschung beschriebene maschinelle Lernen ist entweder 0. oder 1. Ordnung. Jedoch ist gerade im Falle von lernfähigen Simulatoren ein Lernen 2.

Ordnung wünschenswert, da der Simulator selbst aus seinen "Erfahrungen" heraus eine Veränderung seines Kontextes bewerkstelligen könnte, was eine der menschlichen Intelligenz angenäherte Vorgehensweise auch von KI-Werkzeugen wäre. Dies entspricht einer Selbstreferentialität, wie in [5] dargestellt. Dissipative Strukturen, zu denen unter anderem Lebensprozesse und damit mentale Prozesse in Lebewesen gehören, entstehen nur in offenen Systemen, fernab vom thermodynamischen Gleichgewicht, durch Selbstreferentialität.

Das bedeutet wiederum, daß die Kontextur der zweiwertigen aristotelischen Logik durch die Kontextur einer mehrwertigen Logik erweitert werden muß, die sogenannte Polykontexturalität. Diese entsteht dadurch, daß bei drei Werten, wobei der Dritte Wert nicht zwischen Null und Eins bzw. Wahr und Falsch der zweiwertigen Logik steht, drei zweiwertige Logiken entstehen, denen drei Kontexturen zugeordnet sind. Unter Kontextur wird dabei eine logische Domäne verstanden, in der alle logischen Regeln ihre volle Gültigkeit besitzen [5].

Betrachten wir in diesem Zusammenhang noch einmal die Realisierungsprinzipien von Simulatoren und stellen uns die Frage, wie ein Simulator konzipiert sein muß, der Prozesse, wie den des Lernens 2. Ordnung nachbilden kann. Wie man heute weiß, muß er in der Lage sein, logisch ablaufende Prozesse (logische Operationen) auszuführen und parallel dazu jeden einzelnen Schritt eines derartigen Prozesses zu analysieren und die Resultate der Analyse in Wechselbeziehung zu den Schritten der Prozesse zu setzen, um diese ggf. steuernd zu korrigieren, sprich zu verändern, d.h. er muß über eine Selbstrückbezüglichkeit (Selbstreferentialität) verfügen. Damit entspricht er der Konzeption einer Maschine (Simulator), bei welcher die Operatoren des einen Prozesses simultan als Operanden von Operanden eines anderen Prozesses auftreten [5].

Das Problem, vor dem man hier steht, besteht darin, das Problem selbst zunächst logisch adäquat zu formulieren, d.h. wenn das Lernen nicht Teil der Maschine ist, d.h. nicht einprogrammiert sein soll, so muß die Maschine zwischen sich und der Simulation eine Unterscheidung treffen können. Dies ist jedoch ein selbstrückbezüglicher Prozeß, worauf vonseiten der Philosopie bereits seit I. Kant hingewiesen wird hinsichtlich der bestehenden Beschränkung logischer Beschreibungsformen.

Wenngleich es bis heute auch kein technisches System für den definierten lernfähigen (selbstlernenden) Simulator gibt, da eine Maschine, die ihren eigenen Algorithmus ohne "Lehrer" erstellt, bisher nicht entwickelt wurde, liegt hier sowohl die Grenze der Simulation als auch die Richtung vorgezeichnet, diese zu überwinden.

Demgegenüber finden die zahlreichen Möglichkeiten zum Einsatz des Werkzeuges Simulation ihr repräsentatives Abbild in den Vortragsthemen des vorliegenden Bandes.

Literaturverzeichnis:

[1] Bateson, G.: Ökologie des Geistes, Suhrkamp Verlag, Frankfurt, 1988

[2] Cotterill, R.M.J.: Computer Simulation in Brain Simulation Cambridge Univ. Press, Cambridge, 1988

[3] Freksa, C.: Cognitive Science - eine Standortbestimmung. In: Wissensarten und ihre Darstellung, S. 1-12, Hrsg.: G. Heyer, J. Krems, G. Görz, Springer-Verlag, Berlin Heidelberg New York Paris Tokyo, 1988

[4] Halin, J.: Simulation im Zeitalter von Supercomputern und Mini-Supercomputern, In: Informatik Fachberichte Bd. 179, S. 2-13, Hrsg.: W. Ameling ,Springer-Verlag, Berlin Heidelberg, 1988

[5] Kaehr, R., v. Goldammer, E.: Poly-contextural modelling of heterarchies in brain functions, In: Models of Brain Funktion. Hrsg.: R. M. J. Cottervill, Cambridge Univ. Press, Cambridge, 1989

[6] Möller, D.P.F., Tsuchiya, K.: Mathematical and Hydraulic Simulators for Circulatory Assist - Devices-Optimization Strategies, In: Fluid Control and Measurements, Vol. 1, S. 171-178, Hrsg.: M. Harada, Pergamon Press, Oxford, 1985

[7] Möller, D.P.F.: Simulationstechnik komplexer Bioprozesse und mögliche Erweiterungen durch wissensbasierte Simulation, In: Informatik Fachberichte Bd. 150, S. 625-630, Hrsg.: J. Halin Springer-Verlag, Berlin Heidelberg, 1987

[8] Möller, D.P.F.: Rechnergestütztes Messen biomechanischer Größen am Beispiel des renovaskulären Systems, Biomed. Techn. 34, 1989, S. 94-100

[9] Schmidt, B.: Was tut man, wenn man simuliert? Versuch einer Begriffsbestimmung, In: Informatik-Fachberichte Bd. 109, S. 104-111, Hrsg.: D. P. F. Möller, Springer-Verlag, Berlin
Heidelberg, 1985

[10] Schneider, B.: Die Logik der Modellbildung, In: Systemanalyse biologischer Prozesse, S. 1-15, Hrsg.: D. P. F. Möller Springer-Verlag, Berlin Heidelberg, 1984

[11] Stoyan, H.: Wissen wissensbasierte Programme etwas? In: Informatik Fachberichte, Bd. 169, S. 250-261. Hrsg.: G. Heyer, J. Krems, G. Görz, Springer-Verlag, Berlin Heidelberg, 1988

[12] Tsuchiya, K., Umezu, M.: Mechanical Simulator of the Cardiovascular System, Vieweg Verlag, Braunschweig, 1987

Simulation in der Luftfahrt am Beispiel der Boeing B 737-Flotte der Deutschen Lufthansa (DLH)

Joachim Fleger

Hätten Dädalus und Ikarus schon einen Simulator zur Verfügung gehabt, ja dann.....! Dann wäre der Traum vom Fliegen schon damals ausgeträumt und die Menschheit um eine schöne und stimulierende Sage ärmer gewesen.

Viel, viel später war es dann soweit: der Traum vom Fliegen wurde wahr, tollkühne Männer stiegen in ihre fliegende Kisten - und fielen reihenweise gemäß dem Prinzip "trial and error" vom Himmel.

Nun waren und sind die Piloten automatisch immer auch die Opfer ihrer <u>eigenen</u> "Kunstfehler" sowie der <u>anderer</u> Beteiligter (Konstruktionsfehler, Wartungsfehler etc.). So war es logisch und konsequent, daß man schon bald darauf die ersten primitiven "Trockenübungsgeräte" baute, um die Lernprozesse für die Bewegung in der Dreidimensionalität des Fliegens auf den ungefährlichen Boden zu verlagern. Dies war der Anfang der Flugsimulation.

Fast genauso rasant wie die Entwicklung der Flugzeuge schritt auch die Entwicklung der Simulatoren voran. Stieg man anfangs in Flugzeuge mit "zero-simulator-training" und erlernte die notwendigen Fähigkeiten durch verlustreiches "learning by doing", so stehen wir heute an der Schwelle zu "zero-flight-training"! D.h., die Linienpiloten sind in den entsprechenden Simulatoren so gut ausgebildet und trainiert, daß sie vor ihrem ersten Linienflug nur noch ein minimales Flugtraining absolvieren müssen.

<u>Wie wird dies erreicht oder anders ausgedrückt: was ist/kann ein Jet-Simulator?</u>

Der Simulator besteht vereinfacht ausgedrückt aus vier Hauptbaugruppen (Bild 1):

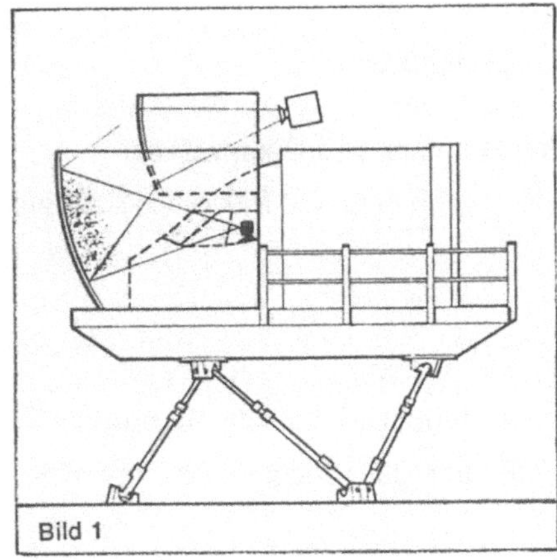

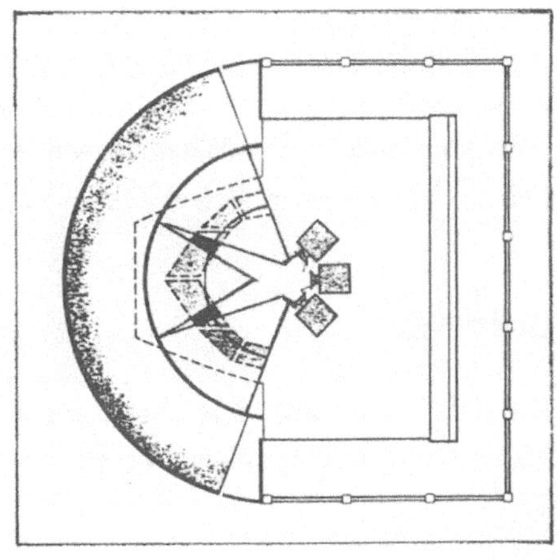

- Cockpit mit IP-Station (IP = Instructor Pilot = Checkkapitän)
- Motion
- Visual
- Geräuschegenerator

Das Cockpit des Simulators ist identisch mit dem Flugzeug-Cockpit. Hinter dem Simulator-Cockpit - außerhalb des Blickfelds des Piloten - befindet sich die sogenannte IP-Station. Das ist der Arbeitsplatz des IP und ist im tatsächlichen Flugzeug natürlich nicht vorhanden. Hier bedient der IP den Simulator in seiner generellen Arbeitsweise (Motion, Visual, etc.) mittels Zentralrechner und hier kann er auch eine Vielzahl (mehrere Hundert) von Fehlern oder Fehlerkombinationen eingeben, z.B. Triebwerksausfall, Hydraulikausfall. Im Simulator-Cockpit stellt sich dann der eingegebene Fehler exakt wie in Wirklichkeit dar. Dazu bedarf es einer aufwendigen Bewegungssimulation = Motion. Der Simulator bewegt sich auf computergesteuerten hydraulisch verstellbaren Stelzen, welche Bewegungen und Beschleunigungen in allen sechs Freiheitsgraden ermöglichen.

Visual = Sichtsystem: Mittels CGI (Computer-Generated-Image) wird die Umwelt (Runways, Flüsse, Nebel, Regen, Schnee etc.) auf die Cockpitscheiben des Simulators projeziert, wobei natürlich auch verschiedene Tageszeiten (Tag, Dämmerung, Nacht inkl.Sterne) dargestellt werden können. Der IP kann aus der "Library" des Visual-Computers unter einer Vielzahl von Flughäfen den für die Training-Lesson geeigneten auswählen (Frankfurt, Rio, Honkong, Oslo etc.).

Die entsprechenden Geräusche (Triebwerk, Fahrtwind, Radlauf, akustische Warnsignale) werden von einem Sound-Generator bezogen auf Richtung, Lautstärke und Frequenzspektrum erzeugt.

Ein heutiger Simualtor gewährleistet also die nahezu perfekte Simulation der durch die Sinneseindrücke erfaßten Realität durch Reproduktion des Flugzeugverhaltens, Systemverhaltens und Umweltdaten

Wie wird der Simulator eingesetzt, wozu wird er benötigt?

Wir unterscheiden grundsätzlich zwei Bereiche: Schulung und Überprüfung.
Die Schulung gliedert sich wieder in zwei Teile: Ausbildung und Refresher-Training.

Ausbildung

Die B 737-Flotte der DLH ist eine sogenannte Ausbildungsflotte, d.h. die Flugschüler, die an der DLH-Flugschule ihre Ab-Initio-Ausbildung (ohne fliegerische Vorkenntnisse) bestanden haben, werden der Flotte als zukünftige Copiloten überstellt. Außerdem kommen von den Langstreckenflotten (B 747/DC-10, A310/A300) langgediente Copiloten mit ca. fünfzehnjähriger Berufserfahrung zur Umschulung zum Kapitän. Bei der Flotte als staatlich anerkannte Ausbildungsstätte bekommen diese Piloten ihr sogenanntes Type-Rating (Musterberechtigung) für die B 737. Das Type-Rating besteht aus theoretischem Grundkurs, Simulator-Training, Flugtraining und Linien-Training mit jeweils entsprechenden Abschlußprüfungen. Diese Schulung geschieht unter Aufsicht, Anleitung und Überprüfung von erfahrenen und speziell ausgesuchten und ausgebildeten und vom Luftfahrtbundesamt geprüften und lizensierten Checkkapitänen.

Die Simulatorausbildung gliedert sich in vier Lernzielgruppen:

a) Normal Operation

Unter Normal Operation verstehen wir das" Aircraft Handling and System Handling" unter normalen Bedingungen, d.h. ohne Fehlereingaben und ohne widrige Umweltkonditionen (Nebel, Schnee). Das Training umfaßt den ganzen "operational envelope", also den gesamten Geschwindigkeits-, Höhen-, Temperatur-, Gewichtsbereich (Aircraft Handling), sowie das korrekte Bedienen sämtlicher Systeme im normalen Flugablauf (System Handling).

b) Abnormal Operation

Hierunter verstehen wir das "Aircraft and System Handling" unter abnormalen Bedingungen, d.h. unter Konditionen wie Systemfehler oder Systemausfälle, die das Flugzeug in seinem "operational envelope" zwar einschränken, aber keine unmittelbare Bedrohung darstellen (z.B. Hydraulik-System-Ausfall, Generatorausfall, asymmetrische Landeklappen).

c) Emergency Operation

Dieses Training befaßt sich mit" Aircraft and System Handling" in Notfällen. Notfälle sind Ereignisse, die sofortiges Handeln erfordern, um eine gefährliche Entwicklung des Flugablaufes abzuwenden (z.B. Triebwerksbrand, Rapide Dekompression).

d) Human Performance oder der Faktor Mensch

Darunter verstehen wir die Schulung zur Teamarbeit im Cockpit unter Führung des Kapitäns. Es wäre - und war leider schon fatal -, wenn die beiden komplexen Systeme Mensch-Maschine von unantastbaren Kommandantenentscheidungen widerspruchslos geführt würden. Tatsächlich regelt sich die Zusammenarbeit im Cockpit nach dem sogenannten C.C.C. und C.R.M.

C.C.C. bedeutet Crew Coordination Concept und man versteht darunter das <u>gegenseitige</u> freimütige Überwachen, Informieren, Korrigieren, Unterstützen und Helfen. C.R.M. steht für Cockpit Resource Management und bedeutet, vereinfacht ausgedrückt, das Nützen sämtlicher Informations- und Hilfsquellen. Im Rahmen dieses Artikels kann nur verkürzt auf das Human Performance Training eingegangen werden, es sei jedoch darauf hingewiesen, daß dieser Teil der Ausbildung zu den Schwerpunkten des Gesamttrainings zählt.

Für das Simulatortraining werden jeweils zwei Piloten einem Checkkapitän für dreizehn Lessons von jeweils vier Stunden zugeteilt. In diesen dreizehn Lessons werden sukzessive die o.a. Lernzielinhalte gelehrt und trainiert und in einem abschließenden vierstündigen Simulatorcheck deren Beherrschung überprüft.

Refresher-Training

Alle sechs Monate absolvieren unsere 737-Piloten in normaler Cockpitbesetzung (ein Kapitän/ ein Copilot) einen vierstündigen Simulator-Refresher. Dieses Refresher-Training ist vom Gesetzgeber nicht vorgeschrieben, sondern wird von der DLH zusätzlich gefordert. In diesen Refreshern werden Szenarien geübt, die während eines Fluges (z.B. Frankfurt - Helsinki) auftreten. Hier wird nicht nur das Beherrschen eines punktuellen Problemes (z.B. Motorausfall) trainiert, sondern das gesamte Flight-Management von der Flugvorbereitung bis Ende des Fluges am Zielflughafen. Diese Art von Training heißt Real-Time-Loft (Line Oriented Flight Training) und der Schwerpunkt liegt hier auf dem Training von Fehleranalyse und Entscheidungsfindung. Es soll geübt werden : C.C.C., C.R.M., Crew Communication, Command Responsibility. Die vom IP einge-
gebenen Fehler lassen sich grob in zwei Kategorien einteilen:
- Einfachfehler, welche nach Erkennen und Korrektur keinen Einfluß mehr haben auf den weiteren Flugablauf (z.B. Ausfall eines Zündsystems)
- Komplexfehler, welche zwar in ihrer Entwicklung gestoppt bzw. isoliert werden können, sich aber bis zum Flugende auswirken (z.B. Motorausfall, Generatorausfall).

Überprüfung (Checks)

Die Checks werden wie schon erwähnt zum Abschluß einer jeden Ausbildungsperiode vom Gesetzgeber zum Erwerb der Lizenz gefordert.

Außerdem werden Prüfungen zum Erhalt der Lizenz verlangt. Die Airline-Piloten er-
halten ihre professionelle Qualifikation und Legitimation nicht durch eine einmalige Abschlußprüfung, sondern der Gesetzgeber (weltweit) läßt deren Lizenzen zur Berufsausübung jeweils nur für sechs Monate gelten. D.h., jeder Airline-Pilot muß halbjährlich während eines Checkfluges seine Qualifikation beweisen und damit seine Lizenz für weitere sechs Monate verlängern.

(Insgesamt besteht der Lizenzerhalt aus sechs Prüfungen pro Jahr: neben den beiden eben erwähnten Checkflügen im Simulator müssen noch ein Linien-Checkflug, zwei

umfangreiche fliegerärztliche Untersuchungen sowie eine Evakuierungs- und Feuer-
löschübung erfolgreich absolviert werden).

Der halbjährliche Simulator-Check dauert wieder vier Stunden und besteht aus einer
"Pflicht" und einer "Kür", in denen sich die jeweiligen Szenarien "Schlag auf Schlag"
ereignen.

Lufthansa

Simulator Check

Flight Crew Training Center

Simulator Location:

Capt.	FO	FE

Typerating Cross Check
Recurrent Prof. Check

NAME:

FIRST NAME: LICENCE EXPIRY:

A/C TYPE: COMPANY:

LICENCE-NR.

TAKE-OFF	S/U
Engine failure between V1 and V2	
Rejected Take-Off (CM 1 only)	

APPROACHES	S/U
CAT I, one engine out, goaround	
CAT II/CAT III, goaround due to weather conditions or due to offset position from centerline	
CAT III, (B 737 only) manual goaround at DH	
Non precision approach	

LANDINGS	S/U
Landing, crit. eng./ two eng. out	
Landing CAT II / CAT III	

ADDITIONALLY REQUIRED	S/U
Recovery from Stall Warning / Windshear	
Emergency Descent (mandatory for B 747 FO)	

ABNORMALS (five items are mandatory)	S/U
Engines / APU	
Electric	
Hydraulic	
Landing Gear	
Pneumatic/Airconditioning/ Pressurization	
Fligth controls/ Trim system	
Flaps / Slats	
Fuel	
Ice and rain protection	
Navigation, Instruments, Autoflight	
Smoke/ Fire Overheat	

OPTIONAL	S/U
Traffic Pattern / Circling	
Evacuation	

ID/PK-Nr.

DATE OF CHECK

CHECKER PK-NR.

S = satisfactory | S | U | U = unsatisfactory

Name of Check-Airman	Signature

FRA NT / Dec. 89 hgh

Die "Pflicht"-Ereignisse sind vom Luftfahrtbundesamt vorgeschrieben (siehe Bild 2, linker Teil). Bei der "Kür" schreibt der Gesetzgeber mindestens fünf verschieden Szenarien vor, deren Auswahl dem Checkkapitän überlassen bleibt (siehe Bild 2, rechter Teil). Tatsächlich verbirgt sich hinter den einzelnen Titeln (z.B. Hydraulik) jeweils eine ganze Palette von Fehlermöglichkeiten).

Beurteilt werden theoretische Kenntnisse, die fliegerisch handwerklichen Fähigkeiten, das gesamt Flight-Management, das C.C.C./C.R.M., sowie auch die physische und psychische Leistung und Stabilität über die gesamten vier Stunden. Es würde nicht genügen, die ersten zwei Stunden gut zu arbeiten, aber dann abzubauen.

Diese Überprüfung simuliert komprimiert die Belastungen wie sie während eines zwölf bis vierzehnstündigen Pilotenalltags auftreten können und gewährleistet damit ein hohes Maß an prognostischer Gültigkeit für eventuelle tatsächliche Ereignisse.

Die Checks können im allgemeinen bei Nichtbestehen nur einmal wiederholt werden.

Waum wird im Simulator trainiert und nicht im Flugzeug? Was sind die Vorteile der Simulation?

Die Maxime der Luftfahrt heißt abstrakt: Sicherheit des Flugbetriebes. Konkret bedeutet dies nichts anderes als die Sicherheit der Passagiere und Besatzung.

Diese Sicherheit kann nur gewährleistet werden, wenn die Schnittstellen Mensch-Maschine im Cockpit beherrscht werden und zwar auch oder gerade in physischen, psychischen, emotionalen und zeitlichen Streßsituationen. Zwei Beispiele: nach elfstündigem Flug mit entsprechender Belastung durch Zeitzonenverschiebung, Klimaverschiebung, Geräuschmonotonie, Vibrationen, etc., Landung mit ausgefallenem Triebwerk oder rapide Dekompression mit Notabstieg während des fünften Flugabschnitts des Tages über kritischem Terrain.

Die Beispiele zeigen ein Charakteristikum der Fliegerei: Zeitdruck!

Sämtliche Ereignisse erfordern umgehende Entscheidungen! Da es im Flug keinen "Parkplatz" gibt, auf den man rechts ranfahren kann, um in Ruhe das Problem zu erörtern, muß immer und sofort eine Behandlungsstrategie entwickelt werden in Form einer "chain of actions", einer Handlungskette, innerhalb derer sich jede punktuelle Fehlhandlung verheerend auf das gesamt Rettungsmanagement auswirken kann.

Die Handlungskette beginnt mit dem richtigen Erkennen des Fehlers anhand seiner Symptome (Warnlampen, Zeigerstellung). Es gibt Symptome, deren Interpretation möglicherweise auf das falsche Gleis führt. Die Therapie wäre dann nicht nur verkehrt, sondern unter Umständen fatal. An das Erkennen schließt sich die Analyse des Fehlers an. Danach muß die Entscheidung zur Korrektur bzw. Schadensbekämpfung folgen. Schließlich muß mit der richtigen Ausführung der Korrektur/Schadensbekämpfung das

Problem gelöst oder zumindestens isoliert werden. (Beispiel: ein Abstellen des <u>falschen</u> Triebwerks würde wahrscheinlich im Desaster enden).

Diese Strategien, Techniken, Verfahren, Verhaltensweisen im realen System, sprich im Flugzeug, zu lehren, lernen und trainieren hätte oft katastrophale Folgen. Tatsächlich gab es im Weltluftverkehr eine unverhältnismäßig hohe Zahl an Flugzeugverlusten bei Trainingsflügen. Dank des Einsatzes von Simulatoren sind diese Werte stark zurückgegangen.

Einerseits können im Flugzeug nicht alle wichtigen Szenarien nachvollzogen werden, z.B Triebswerkbrand, Reifenplatzer beim Start etc. Andererseits muß jeder Pilot ständig auch für äußerst seltene, aber äußerst kritische Ereignisse gewappnet sein. Beispiel: Laut Statistik erfährt jeder Airline-Pilot ca. alle 25 Jahre einen kritischen Startabbruch. Dennoch muß er auch nach der Ausbildung jederzeit so "durchtrainiert" sein, daß er auf diese kritische Situation vorbereitet ist und richtig handeln kann.

Der Simulator ist ohne Zweifel das geeignete pädagogische Instrument zum Erlernen und Trainieren der Beherrschung der Systeme Mensch-Maschine. Trainieren heißt, alle Aktionen müssen in den verschiedenen Situationen Schritt für Schritt, sozusagen im Zeitlupentempo, erlernt und <u>wiederholt</u> werden können. Um den Piloten einen optimalen Lernerfolg zu ermöglichen, verfügt der Simulator über zwei pädagogische Features:

"Freeze": Jeder Flugzustand kann vom IP per Knopfdruck "eingefroren" werden. Bei Fehlverhalten oder erklärungswürdiger Situation bleibt der momentane Zustand des Flugzeuges mit allen Daten, Anzeigen und Funktionen unverändert erhalten, so daß die Zusammenhänge und Konsequenzen von Aktionen, Reaktionen und Entscheidungen gezeigt und diskutiert werden können.

"Reposition": Der IP kann den Simulator an jedem beliebigen Punkt im Raum in jeder beliebigen Flugzeug-Konfiguration (z.B. Fahrwerk: aus/ein, Triebwerksausfall: ja/nein, etc.) absetzen. Dadurch wird schnellere und gründlichere Wiederholung bestimmter Übungsteile ermöglicht.

Trainieren heißt auch, die professionellen Fähigkeiten auf einem <u>einheitlichen</u> Niveau zu halten. Cockpitbesatzungen müssen untereinander austauschbar sein, d.h. Kapitäne und Copiloten müssen einen jeweils vom Luftfahrtbundesamt und von der DLH vorgeschriebenen Leistungsstand besitzen. Dieses Leistungsniveau kann nur durch intensives und wiederholtes Training im Simulator erreicht werden.

Die Hauptvorteile der Simulation liegen also zum einen im pädagogischen Bereich und zum anderen in der Vermeidung von Schaden an Mensch und Maschine bei Fehlbedienungen.

Zudem haben Simulatoren auch große ökologische und ökonomische Vorteile. Sie verbrauchen keinen Sprit, produzieren demnach keine Abgase, produzieren keinen Lärm, benötigen keinen Luftraum, es müssen keine Lande- und Abfertigungsgebühren bezahlt werden. Im Jahre 1988 bestand zwischen den Betriebsstundenkosten von Simulator und Flugzeug für die B 737 ein Kostenverhältnis von 1:8 (B 747 ein Kostenverhältnis von 1:42).

Grenzen der Simulation

So phantastisch gut unsere heutigen Simulatoren auch sind, natürlich haben auch sie noch gewisse Grenzen: Thermik, Böeneffekte, Ground-Effekt (Luftkisseneffekt), manche Bilddarstellungen können zur Zeit noch nicht so wirklichkeitsgetreu reproduziert werden, wie wir es bei der Lufthansa gerne hätten. In Zukunft wird man aber mit noch besserer Hard- und Software auch in diesen Bereichen der Wirklichkeit noch näher kommen. Bis es jedoch soweit ist, können wir bei der Ausbildung noch nicht auf das Flugtraining (natürlich ohne Passagiere) verzichten. Der Stundenaufwand dafür hat sich jedoch mit der Simulatorentwicklung beträchtlich reduziert.

Akzeptanz der Simulation bei den Piloten

Man kann behaupten, daß alle Piloten den Simulator für die Ausbildung und das Refresher-Training schätzen.
Da der Simulator auch für die halbjährliche Prüfung zur Lizenzverlängerung dient, erzeugt diese Simulatorprüfung naturgemaß eine gewisse Spannung, entscheiden diese Checks doch jedes Mal wieder über das berufliche Leben. Eine Vorstellung, die sicher auch anderen Berufsgruppen sehr unangenehm wäre.
Dennoch ist die Motivation und Akzeptanz für die Arbeit im Simulator sehr hoch, da die technische Qualität der Simulatoren ein enorm hohes Maß an Gleichwertigkeit zum Flugzeug garantiert und damit auch psychologisch zur Konsolidierung und Stabilität des eigenen Könnens beiträgt.

Beitrag der Pathologie zur Simulation in der Medizin

H. Volkholz

Pathologie bedeutet im weitesten Sinne Lehre von den Krankheiten und deren Ursachen, wobei "Krankheit" eine Erscheinungsweise des Lebens darstellt und Teilaspekt des Krankhaften ist. Krankhaft definiert als Gesamtheit aller aus der Variationsbreite gestaltlicher und funktioneller Lebensäußerungen herausfallender Erscheinungen [9].

Pathologie befaßt sich nicht mit Psychopathologie und benutzt die pathologische Physiologie als Grundlage, nicht jedoch als methodischen Inhalt.

Das Fachgebiet der pathologischen Anatomie umfaßt die Beratung und Unterstützung der in der Krankenbehandlung tätigen Ärzte bei der Erkennung von Krankheiten und ihren Ursachen, bei der Überwachung des Krankheitsverlaufes und bei der Bewertung therapeutischer Maßnahmen durch die Begutachtung übersandten morphologischen Materials und durch Obduktion [4].

Die Aufgaben des akademischen Pathologen gliedern sich in praktische Tätigkeit (Krankenversorgung), Forschung und Lehre. Die praktische Tätigkeit des Pathologen beinhaltet zwei Hauptgebiete, nämlich intravitale und postmortale Diagnostik, wobei die postmortale Diagnostik etwa 5 % seiner Tätigkeit ausmacht. Pro Jahr werden derzeit in Deutschland etwa 49 000 Obduktionen durchgeführt. Vor gut einem Jahrzehnt betrug die Obduktionshäufigkeit noch 55 633 [14]. Die aktuelle Obduktionsfrequenz in der Bundesrepublik Deutschland, bezogen auf jährliche Sterbefälle, beträgt derzeit nur 7 %.

Die intravitale Diagnostik umfaßt die Untersuchung von Organ-Biopsien und Operationspräparaten sowie die cytologische Untersuchung von Zellabstrichen, Sekreten, Körperflüssigkeiten und Feinnadelpunktaten aus Organen, einschließlich Knochenmark und Blut.

Wurden 1977 gut 3 Mio. histologische Untersuchungen und knapp 1,7 Mio. cytologische Begutachtungen registriert, so werden derzeit in Deutschland ca. 4,5 Mio. histomorphologische und etwa 2,5 Mio. cytologische Untersuchungen durchgeführt. Wesentliche Aufgabe der cytologischen Begutachtung sind Krebsfrüherkennung, wodurch die Möglichkeit einer Senkung der Sterblichkeit, z.B. an

Cervixcarcinomen, diskutiert wird, und die Differenztialdiagnose von nicht-tumorösen und tumorösen Erkrankungen sowie deren orientierende Subklassifikation.

Die feingewebliche Diagnostik ist an allen entnommenen Gewebeproben (z.B. Haut, Magen, Darm, Leber, Mundhöhle, Kehlkopf, Bronchien, Harnblase, Niere, Prostata, Uterus, Mamma, Lymphknoten, Knochenmark) möglich, wobei prinzipiell alle Organe, einschließlich Gehirn, einer Gewebeentnahme zugänglich sind.

An derartigen Gewebeproben lassen sich äußerst zuverlässige und sichere Diagnosen erstellen bezüglich Gut- oder Bösartigkeit, Wertung einer Läsion, z.B. Aufdeckung einer klinisch bisher nicht bekannten systemischen Erkrankung, Graduierung einer klinisch erfaßten Erkrankung hinsichtlich ihrer aktuellen Aktivität und zukünftigen Kontrollbedürftigkeit. Weiterhin ist an derartigen Gewebeproben neben Beurteilung von Stillstand oder Progredienz eines Leidens auch die Therapiekontrolle möglich, ob z.B. ein Tumor auf eine Chemotherapie angesprochen hat, wenn ja, in welchem Ausmaß.

Die intravitale Diagnostik beinhaltet auch die Untersuchung von Operationspräparaten, u.a. in Form der intraoperativen Schnellschnittdiagnostik, die den Operateur innerhalb kürzester Zeit informiert, um welche Läsion es sich bei unerwarteten Befunden handelt, ob eine Läsion gut- oder bösartig ist, sofern dieses nicht präoperativ abgeklärt werden konnte, und ob er im Gesunden operiert hat (z.B. tumorfreie Resektatränder und Grenzlymphknoten), so daß der Therapieablauf, aber auch weitere therapeutische Strategien, unmittelbar beeinflußt werden.

Die Untersuchung von Operationspräparaten gibt die Bestätigung der klinischen Diagnose, sofern diese einigermaßen korrekt getroffen wurde. Sie beinhaltet bei Tumorerkrankungen die exakte Klassifizierung des Tumors, seines Malignitätsgrades und seiner lokalen Ausdehnung, einschließlich einer Tumorabsiedlung in Lymphknoten und Gefäßen, so daß damit sichere Grundlagen zu einer prognostischen Einschätzung als auch weiterer eventuell erforderlicher therapeutischer Eingriffe geschaffen werden.

Die postmortale Diagnostik durch Obduktion schafft die Voraussetzung zur Selbstkontrolle sowohl des diagnostisch tätigen Pathologen als auch des klinisch tätigen Arztes, der angesichts des offenen Vorliegens aller Befunde seine Diagnose und Therapie erneut bedenken und überprüfen kann. Die hier stattfindende kritische Reflexion durch Gegenüberstellung von klinischen Diagnosen und Obduktionsbefunden ist eines der wichtigsten Mittel zur Qualitätssicherung in der Medizin [21], wobei die klassische Aufgabe der Autopsie, und zwar Abklärung von Grundkrankheit und Todesursache, nach wie vor aktuell ist [8]. Die Obduktion stellt zudem ein elementares Instrument für die Ausbildung von Studenten und für die Weiterbildung von Ärzten dar.

Aufgrund der Breite des pathologisch-anatomischen Fachgebietes ist die Forschung in der Pathologie sehr umfassend und vielschichtig sowohl praktisch als auch theoretisch und experimentell. Vielfach ergeben sich auch Fragestellungen für die Krankheitsforschung aus dem Obduktions- und Biopsiegut. Im Vordergrund steht die Frage nach der Krankheitsursache, nach der Entstehung einer Krankheit und ihrem Verlauf. Durch die Ergebnisse dieser Forschung können Prävention, Diagnostik und Therapie verbessert werden.

Die Pathologie ist einer der Grundpfeiler in der Ausbildung der Medizinstudenten. Nur wer klare Vorstellungen über die morphologischen Grundlagen der Krankheiten hat, kann derartige Krankheiten auch sicher erfassen und behandeln. Dies ist angesichts der zunehmenden Verbreitung bildgebender Verfahren, wie Ultraschall, Sonographie, Computertomographie und Kernspintomographie, von besonderer Wichtigkeit.

Die Beurteilung von Gewebeproben durch den Pathologen setzt sich aus der Darstellung makroskopischer und mikroskopischer Befunde sowie der eigentlichen kritischen diagnostischen Wertung zusammen. Sie unterscheidet sich damit im Aussagewert fundamental von chemischen, physikalischen und biochemischen Labormethoden. Die Befunderhebung beginnt mit der makroskopischen Erfassung und Beschreibung, wobei nur wenige Befunde, wie Größen- und Gewichtsangaben, zahlenmäßig objektivierbar sind, die Mehrzahl der Befunde von der Beobachtungsqualität und Erfahrung des Beurteilers abhängig ist. Die mikroskopische Begutachtung ist vorrangig deskriptiv und zugleich subjektiv wertend insofern, als aus einer Fülle von Strukturmerkmalen Wesentliches von Unwesentlichem getrennt und beschreibend erfaßt wird. Nur eine jahrelange Übung ist Voraussetzung dafür, daß die bei der Ausbildung von Pathologen erlernte Speicherung von Bildeindrücken unter Anleitung und steter Korrektur letztlich dazu führt, daß eine derartige Befunderhebung den Charakter einer objektiven und wertungsfreien Darstellung bekommt, die von einem anderen Betrachter mehr oder weniger nachvollzogen werden kann.

Makroskopische und mikroskopische Befunderhebung stellen lediglich die Ausgangsbasis für die Begutachtung dar. Sie selbst beruht auf einem völlig neuen Schritt, in dem der Pathologe die Vielfalt der erhobenen Einzelbefunde in Beziehung miteinander setzt und sie interpretiert, wobei von Fall zu Fall wechselnd weitere Daten über den

Patienten, wie Laborbefunde, Symptome, Zeitdauer der Veränderungen etc., integrierend mitverwendet werden. Tausende von Bildeindrücken werden während der Ausbildung und der weiteren praktischen Tätigkeit gespeichert; dies setzt ein besonderes optisches Gedächtnis und dessen Schulung voraus.

Daß die pathohistologische Untersuchung als objektive diagnostische Methode gelten kann, liegt an der Tatsache, daß ein durch Jahrzehnte weitergegebenes empirisch erworbenes Wissen dem erfahrenen Beurteiler letztlich eine sehr hohe Sicherheit in der diagnostischen und prognostischen Aussage ermöglicht [10].

Diagnostische Pathologie erfordert neben besonderem optischen Gedächtnis auch die Fähigkeit zur raschen Mustererkennung, basierend auf einer breiten Kenntnis der Medizin und der zugrundeliegenden pathogenetischen Mechanismen. Dazu hat der erfahrene Pathologe oft diverse klinische Aspekte eines gegebenen Problems zu bedenken, bevor er seine Entscheidung trifft.

Da das Zellbild Abbild der Zellfunktion ist [6], wobei die präparative Transformation des Gewebes keineswegs die Struktur zerstört, ist es dem Pathologen möglich, Aussagen über bisherigen Verlauf, aktuelle Gegebenheit und prospektive Einschätzung einer bestimmten Erkrankung zu geben.

Im Gegensatz zu anderen Disziplinen, z.B. klinische Chemie, Haematologie und Immunologie, denen seit langem die numerische Mitteilung ihrer Befunde Regel ist, sind in der Pathologie quantitative Daten über Jahrzehnte auf die makroskopische Erscheinung von Organismus und Organen beschränkt geblieben. Dagegen ist die Histopathologie eine Domäne der deskriptiven Annäherung. Für das Festhalten an dieser traditionellen Technik gibt es verschiedene Gründe. Wichtigster Grund ist, daß menschliches Exper-tenauge und -gehirn ein Erkennungs- und Bewertungssystem darstellen, das bisher durch keine noch so ausgeklügelte Maschine ersetzt werden kann [20], so daß fort-geschrittenere Systeme der quantitativen Pathologie zwar Hilfestellung geben können, nicht jedoch das menschliche Expertenauge und -gehirn zu ersetzen vermögen.

Das inzwischen wachsende Interesse an einer quantitativen Pathologie ergibt sich aus den daraus resultierenden Vorteilen einer besseren Objektivität und Reproduzierbarkeit der Daten und der Möglichkeit, strukturelle und funktionelle Parameter, z.B. biochemische Werte und morphologische Befunde, miteinander zu korrelieren, was mit herkömmlichen histo- und cytopathologischen Beschreibungen nicht möglich ist. Eine

Quantifizierung histomorphologischer Daten wird auch notwendig aus den Erfordernissen und Fortschritten der modernen Onkologie, deren Therapiemöglichkeiten auf bestimmte Typen und/oder spezifische Eigenschaften neoplastischer Erkrankungen angepaßt sein müssen.

So hat die moderne Onkologie neben den schon lange etablierten Verfahren der chirurgischen Resektion sowie der Radio- und Chemotherapie neuere Strategien entwickelt, die u.a. die Hormonabhängigkeit mancher Neoplasien nutzen. Typisches Beispiel dafür ist das Carcinom der weiblichen Brustdrüse. Vom Mammacarcinom ist seit der Jahrhundertwende bekannt, daß bestimmte Untergruppen dieses Tumors eine hormonabhängige Wachstumsrate zeigen und damit hormonell bzw. durch antihormonell wirkende Substanzen beeinflußbar sind.

Größere Statistiken haben gezeigt, daß etwa 45 % der Carcinome bei Frauen in der Prämenopause positive Rezeptoren für Oestrogen und Progesteron aufweisen, dagegen etwa 63 % der Tumoren bei Frauen in der Postmenopause beide Hormonrezeptoren exprimieren [25]. Von Rezeptor-positiven Tumoren zeigen 55 bis 60 % ein Ansprechen auf geeignete Hormontherapien, so daß es für den therapeutischen Erfolg von Wichtigkeit ist, diejenigen Carzinome zu identifizieren, die am ehesten auf eine endokrine Therapie ansprechen. Hierzu wird seit gut zehn Jahren die biochemische Bestimmung des Oestrogenrezeptors durchgeführt. Seit einiger Zeit ist auch die Progesteronbestimmung möglich. Parallel dazu hat sich die immunhistochemische Darstellung beider Rezeptoren in der Pathologie entwickelt, die sich jedoch noch keineswegs als routinemäßige Methode etabliert hat.

Erste eigene Untersuchungen an 209 Mammacarcinomen [22] haben gezeigt, daß zwischen biochemischer und immunhistochemischer Bestimmung von Oestrogen- und Progesteron-Rezeptoren in der kombinierten Auswertung beider Rezeptoren eine Übereinstimmung von 76,1 % besteht, wobei mit 44,4 bzw. 61,5 % positiver Rezeptorenexpressionen der Carcinome bei prä- bzw. postmenopausalen Frauen ein sehr ähnliches Ergebnis vorliegt, wie von Wittliff angeführt.

Die Bewertung des Rezeptorenbefundes erfolgte hierbei durch eine semiquantitative Analyse, die Färbeintensität des Reaktionsproduktes mit prozentualer Häufigkeit der angefärbten Zellen innerhalb der Carcinomprobe in Beziehung setzt und daraus einen **Score**-wert errechnet [18].

Diese Untersuchungen haben in der praktischen Arbeit auch auf die Problematik und nur eingeschränkte Einsatzfähigkeit von Meßautomaten geführt, denn der Versuch, die semiquantitative Auswertung durch eine automatisierte und damit objektivere Methode umzusetzen, scheiterte neben den nicht unbeträchtlichen Anschaffungskosten entsprechender Geräte an dem hohen präparativen Aufwand, der für ein derartiges Meßgerät erforderlich ist und der in einem umfangreichen Routinebetrieb nicht realisierbar ist, auch in entscheidendem Maße an dem hohen Zeitaufwand zur Gerätebedienung.

Andererseits ergibt sich die Notwendigkeit eines bestmöglichen Grades an Objektivität und Reproduzierbarkeit in der Pathologie. Diese wurde bisher teilweise erreicht durch die Etablierung international verbindlicher histomorphologischer Klassifikations- und Graduierungssysteme, z.B. UICC, AJC, FIGO. Diese leiden jedoch unter dem Mangel an echten quantitativen Parametern, die in der Lage wären, derartige Systeme zu bestätigen bzw. zu modifizieren, so daß man hier auf jahrelange Verlaufsbeobachtungen an Patientenkollektiven angewiesen ist, um die Effektivität derartiger Systeme einschätzen zu können.

Arbeitete man bis vor etwa 15 Jahren in der Pathologie nahezu ausschließlich mit sog. konventionellen Färbetechniken und enzymchemischen Methoden, so sind inzwischen neuere sensitivere Techniken etabliert worden, die eine wertvolle Erweiterung des technischen Arsenals in der diagnostischen Pathologie darstellen. Immunhistochemie und Immuncytochemie geben die Möglichkeit, Hormone, Gewebe- und Tumor-spezifische Antigene etc. direkt am Gewebe darzustellen; außerdem bestimmte Virusprodukte, z.B. Nachweis von Hepatitis B-Infektion und -Trägerstatus, so daß hier morphologische Diagnose und Erregernachweis an einem Objekt stattfinden kann.

Cytogenetische und in situ -Hybridisierungstechniken, mit deren Hilfe z. B. Onkogene dargestellt werden können, haben zur Erkennung von verschiedenen Subtypen einer Neoplasie, aber auch zur Aufdeckung von intermediären Formen zwischen derzeit anerkannten Tumortypen geführt.

Als elegante Methoden erweisen sich Bildcytophotometrie und Flußcytophotometrie. Letztere mißt innerhalb kurzer Zeit Fluoreszenz, Lichtstreuung oder axialen Lichtfluß einer großen Zahl von Zellen, so daß sie als effiziente Methode Ploidie-Muster einer gegebenen Zellpopulation aufzeigt. Außerdem ist es mit dieser Methode möglich, relative Größen von Zelluntereinheiten mit unterschiedlichen antigenen Eigenschaften zu messen. Die Bewertung des DNA-Gehaltes von soliden Tumoren wird bereits zur Routinemethode in der klinischen Pathologie. Als Vorteil erweist sich dabei die Möglichkeit, auch bereits paraffiniertes Gewebe dieser Methode zu unterziehen. Nachteilig dagegen ist, daß während der Messung eine visuelle Kontrolle nicht möglich ist [20].

Die Laserscan-Methode arbeitet in einem Auflösungsvermögen zwischen Licht- und Elektronenmikroskopie, so daß "optische Schnitte", z.B. stereologische Messungen auf zellulären und Gewebe-Ebenen möglich sind.

Die Elektronenmikroskopie dient zur Darstellung von Zellorganellen und Zellbestandteilen einschließlich des Cytoskleletons und ist mit verschiedenen enzymchemischen und immuncytochemischen Techniken kombinierbar, wobei die Quantifizierung in der Elektronenmikroskopie bisher eine wichtigere Rolle spielt als in der Lichtmikroskopie, die Elektronenmikroskopie jedoch nur für ausgewählte Fragestellungen in der Routine zur Anwendung kommt und vorrangig in der experimentellen Forschung eingesetzt wird.

Der Begriff Simulation hat seine Sprachwurzel im lat. Adjektiv similis = ähnlich. Sprachinhaltlich bedeutet Simulation erstens Verstellung, zweitens Vortäuschung (einer Krankheit), drittens (in Bezug auf technische Geräte) Nachahmung, viertens Gegenstandsbereich mit formalistischem Ansatz unter Verwendung eines formalen (mathematischen) Modells eines Systems, das beeinflußt werden soll [5]. Simulator ist als technisches Gerät definiert, mit dem künstliche Bedingungen und Verhältnisse herstellbar sind, die denen der Wirklichkeit möglichst vollkommen entsprechen. Unter einem Simulanten versteht man jemanden, der eine Krankheit vortäuscht. Klinisch ist dies z.B. als Münchhausen-Syndrom bekannt.

Das bekannteste literarische Beispiel einer Kunst-Simulation ist die Komödie "Der eingebildete Kranke" von Molière [15].

Molière attackiert in dieser Komödie und Arzt-Satire eine Krankheitslehre, die auf Vorstellungen der Antike zurückgreift und auf sehr einfachen physikalisch orientierten Vorstellungen basiert, der Lehre von den Temperamenten und den Körpersäften. In dieser wird gefordert, daß Wärme, Kälte, Trockenheit und Feuchtigkeit in einem bestimmten Verhältnis im menschlichen Körper vorhanden sein müssen. Daraus resultierte als Heilmethode u. a. die häufige Verordnung von Aderlässen und Klistieren.

Molière geht in seiner Komödie von der Vorstellung aus, daß die Natur sich selbst heilen kann, sofern man sie nur in Ruhe läßt, und daß die unterschiedliche natürliche Kraft eines Menschen, d.h. Gesundsein, darin besteht, inwieweit ein Mensch Krankheit alleine oder Krankheit und die damals üblichen "Heilmethoden" ertragen kann, ohne zu sterben. Er selbst zählt sich zu jenen, die nur ihre Krankheit zu ertragen vermögen, wobei die Art seiner Erkrankung unbekannt ist. Als tatsächlich schwerkranker Mensch spielt er die Hauptrolle in dieser Komödie und erleidet während der vierten Vorstellung einen Schwächeanfall, an dem er verstirbt. Molière und seine Komödie lassen sich damit als ein Modell einer Real-Subjekt-Simulation interpretieren.

Andererseits zeigt Molière durch das Modell dieser Komödie die sehr genauen medizinischen Kenntnisse seiner Zeit auf: "Wer parenchymium sagt, meint das eine und das andere [Leber und Milz], denn sie sind eng miteinander verbunden durch den vas breve, den pylorus und oft durch den meatus choledochi" und verweist den Anspruch der Medizin, heilen zu können, in das Reich der Einbildung: "weil der Mechanismus unseres Körpers bislang ein Geheimnis ist, von dem die Menschen nichts verstehen, und weil die Natur uns die Augen mit allzu dichten Schleiern verhüllt hat, als daß wir etwas erkennen könnten."

Simulation als Gegenstandsbereich mit formalistischem Ansatz ist aus der Tradition des Rationalismus und des logischen Empirismus entstanden, der sich bis **Plato** zurückverfolgen läßt [24]. In Mathematik und Logik hat diese Tradition ihre höchste Ausdruckskraft gefunden, wobei Logik eine Repräsentationssprache ist.

Nach Auffassung der rationalistischen Tradition ist Sprache ein Symbolsystem. Symbole - Sätze - haben ihr grundlegendes Fundament in ihrer Entsprechung zum Sachverhalt, den sie repräsentieren. Die Essenz der Simulationstechnik besteht in der Konstruktion eines deskriptiven Modells (physikalisch, analog, symbolisch-verbal und symbolisch-mathematisch) von wichtigen Prozessen und/oder Experimenten und dann Übertragung des Modells in geeignete z.B. algorithmische Formeln für die Computeranwendung, wobei im wesentlichen drei mathematische Modellformen unterschieden werden:
1. deterministisch: alle mathematischen und logischen Beziehungen sind fixiert; 2. stochastisch: mathematische und logische Verknüpfungen unterliegen einer zufälligen Variation; 3. gemischt: Variation basiert auf fixierter und zufälliger Variation (1. und 2. kombiniert).
Der Schlüssel zur Wirksamkeit dieses Vorgehens ist die hierdurch gegebene Möglichkeit, komplizierte Prozesse in eine Serie einfacherer Stufen zu zerlegen, die verständlich beschreibbar und ausdrückbar sind, so daß der Computer die komplexen Interaktionen, die als Simulationsschritte auftreten, sortieren und sukzessive charakterisieren kann [7].

Simulation als Modell einer wirklichen Situation kann auf Probleme angewendet werden, bei denen traditionelle analytische Techniken aufgrund der komplexen Interaktionen, der nichtdeterministischen Art insbesondere medizinischer Probleme und der Unvollständigkeit medizinischer Kenntnisse versagen [7]. So wird Simulation bereits erfolgreich in der experimentellen und Grundlagen-Forschung eingesetzt. Fliedner und Steinbach [11] konnten mit Hilfe der Simulation ihr in den 60iger und 70iger Jahren entwickeltes qualitatives Modell der Granulocytopoese zu einem quantitativen Modell der Zellerneuerung erweitern.

Simulationen werden auch durchgeführt in der rechnerunterstützten diagnostischen Histopathologie. Derartige Simulationsverfahren werden als "Analyse durch Syntheseverfahren" bezeichnet [3]. Diese Analyse stellt die Möglichkeit dar, die Vollständigkeit von Bildbeschreibungen zur Identifikation von morphologischen Früh- und Minimalveränderungen, die durch eine spezielle Ursache hervorgerufen sind, zu überprüfen. Dabei nutzt man die Beschreibung, um synthetische (histomorphologische) Bilder herzustellen. Die auf der Grundlage der postulierten vollständigen Beschreibung generierten Bilder werden dann von Experten visuell begutachtet im Hinblick darauf, ob alle Beziehungen zwischen den Bildkomponenten **richtig** aussehen. Führt eine quantitative Beschreibung zu richtig aussehenden Bildern, so enthält die Beschreibung alle notwendigen Informationen. Die Simulation gibt dabei eine gewisse Rückversicherung, daß wichtige Eigenschaften der Abhängigkeitsstrukturen zwischen den Komponenten des histologischen Schnittes berücksichtigt worden sind. Sie ist jedoch keine Garantie dafür, daß die gesamte Abhängigkeitsstruktur vollständig erkannt worden ist [3].

Verallgemeinert ist Simulation dann sinnvoll, wenn die Lösung von Fragen aufgrund von Zeit- und Kostenaufwand, Komplexität, erforderlicher Sicherheit und schwer zugänglicher Beobachtbarkeit nicht auf anderem Wege erreicht werden kann [7]. Einschränkungen der Simulation ergeben sich durch ungeeignete Anwendung dieser Technik, z.B. bei Problemen, die mit konventionellen mathematischen Techniken gelöst werden können. Andererseits ist die Simulation dann nicht indiziert, wenn Strategien an einem Realsystem erprobbar sind, und dies auch ökonomisch vertretbar ist, denn die Entwicklung eines Simulationsmodells, einschließlich exakter Bestimmung aller seiner Parameter, kann eine sehr zeitaufwendige und kostenintensive Angelegenheit sein.

Eine wichtige Einschränkung im medizinischen Bereich ergibt sich aus der Schwierigkeit der Erfassung aller prinzipiell möglichen Varianten eines Krankheitsbildes, die sich zusammensetzen aus morphologischer Struktur auf zellulärer und Organ-Ebene, klinischen Parametern, einschließlich der Symptomatik, und zeitlichem Verlauf; aus der Komplexität sich oftmals überlagernder u.U. sich gegenseitig beeinflussender Erkrankungen eines Individuums und der ggf. hohen interindividuellen Variationsbreite in der Manifestation von krankhaften Störungen.

Simulation findet u.a. ihren Einsatz auch in der Überprüfung der Funktionsfähigkeit von sog. Expertensystemen, Programmen, die als Problemlösungsverfahren in bestimmten wissenschaftlichen und technischen Bereichen angeboten werden [24]. Der Begriff des Experten impliziert beim Menschen, daß seine Auffassungsgabe nicht nur zum Lösen genau definierter Probleme ausreicht, sondern auch, daß er Fragen in einem größeren Zusammenhang stellen kann [24]. Es unterscheidet sich so der "Experte" vom "Fachidioten".

Der Begriff des Expertensystems kann insofern irreführend wirken, als "Intelligenz" und "verstehen können" nicht auf Maschinen implementierbar sind, eine Maschine auch nicht im entferntesten in der Lage ist, von sich aus intelligentes Verhalten zu entwickeln. Dies schließt keineswegs aus, daß Teilstrukturen intelligenter Strategien und einfache Formalstrukturen, die im Prozeß menschlichen Verstehens ablaufen, auf Maschinen übertragbar sind, so daß Computer und damit auch Expertensysteme unter dem theoretischen Verständnis ihres Werkzeugcharakters viele Vorteile bieten und auch effizient eingesetzt werden können. Dazu ist in der Entwicklung eines Expertensystems die sorgfältige Abgrenzung eines Problems, seine genaue Definition und damit auch eine erhebliche Einschränkung des Problemkreises erforderlich.

Am Beispiel "Alkohol und Leber" läßt sich zeigen, daß zwar die Inzidenz chronischer Lebererkrankungen in direkter Beziehung zur Prävalenz von exzessivem Alkoholkonsum steht, jedoch keine klare Beziehung zwischen Schweregrad des Alkoholismus und dem Schweregrad des morphologischen Leberschadens gegeben ist. Gut bekannt ist, daß viele Alkoholiker eine geringe oder keine hepatische Dysfunktion haben und auch keine strukturellen Abnormitäten der Leber zeigen. Andererseits kann durch Autopsie ein schwerer alkoholischer Leberschaden gefunden werden, der zu Lebzeiten nicht auffiel. Eine mögliche Erklärung für diese Diskrepanz ist die Vielfalt pathogenetischer Faktoren der alkoholischen Leberkrankheit, so z.B. eine genetisch verankerte Neigung zu Leberfibrose und -zirrhose bei bestimmten HLA-Typen und/oder die variable Fähigkeit von Hepatozyten, Äthanol und sein toxisch-metabolisches Produkt. Acetaldehyd zu oxidieren [17]. Bei alkoholkranken Menschen mit Leberschaden sind die charakteristischen histopathologischen Befunde Verfettung, Mallory-bodies und Verlust der Hepatozyten; Infiltration von Entzündungszellen, einschließlich neutrophiler Granulozyten, und in fortgeschrittenen Stadien eine Zirrhose, die üblicherweise, jedoch nicht obligat, kleinknotig ist.

Betrachtet man Alkohol als eine einfache, chemisch genau definierte Substanz (C_2H_5OH) und seine Auswirkung an nur einem bestimmten Organ, der Leber, so eröffnet sich bereits an den hier nur grob skizzierten morphologischen Veränderungen, die aus der Interaktion von Substanz und Organ entstehen, ein so hochkomplexes System, daß dieses mit den bisher entwickelten formalen Strukturen von Expertensystemen nicht erfaßbar ist.

Dagegen ist es durchaus möglich, unter erheblicher Eingrenzung der Problemdefinition der Interaktion von Alkohol und Leber auf den Befund Leberzirrhose, ein morphologisch orientiertes Expertensystem zu entwickeln, das die formalen Strukturen des bindegewebigen Umbaues und die Feinstruktur des noch vorhandenen Leberparenchyms erfaßt [16]. Die Binnenarchitektur der Leberparenchymknoten kann dann Aufschluß geben über regenerative oder residuale Phänomene und so zur Prognoseeinschätzung beitragen.

Expertensysteme in der Medizin sind bereits zahlreich entwickelt [23]. Eines der ältesten Systeme, MYCIN, dient der Unterstützung von Diagnosen bakteriell verursachter Erkrankungen [19]. Diese bieten sich dar als spezifische Infektionen, so daß es sich hier um einen Gegenstandsbereich handelt, der sorgfältig genug eingrenzbar und damit auf ein Computersystem übertragbar ist. Gleiches gilt z.B. auch für die Analyse von Elektrokardiogrammen. Ein hierfür geeignetes Expertensystem wurde von Jennings [12] beschrieben.

Im Vergleich zu diesen Expertensystemen sind INTERNIST I und sein Nachfolgemodell CADUCEUS wesentlich komplexer und umfangreicher strukturierte Systeme, deren Wissensbasis einen Umfang von über 500 Krankheitsprofilen aufweist, die in über 3500 Krankheitsmanifestationen beschrieben sind [23]. Als deren Nachteil wird jedoch hervorgehoben, daß diese Systeme zwar endgültige Diagnosen liefern, jedoch ohne pathophysiologische und anatomische Kausalverknüpfung [1]. Es ist dies der entscheidende Nachteil nahezu aller bisher erstellter Expertensysteme.

Die Integration pathomorphologischer Daten in Wissensbasen von Expertensystemen erfordert ein besseres analytisches Verständnis des komplexen diagnostischen Prozesses, aus dem ein Histopathologe seinen diagnostischen Schluß zieht, die Übersetzung des gegebenen zweidimensionalen Bildes in eine eindimensionale Information, die dann in ein Expertensystem eingesetzt werden kann [2] und eine Standardisierung der von Morphologen verwendeten Begriffssprache.

Betrachtet man die Interaktion von patientenbetreuenden Klinikern und Pathologen im Sinne eines einfachen Regelkreises, so muß der Pathologe in der täglich von ihm geforderten "intelligenten Entscheidungsfindung" Sorge dafür tragen, daß seine morphologisch begründeten Entscheidungen dem Kliniker eine schnellstmögliche und adäquate Kalibrierung seines Diagnose- und Therapie-Konzeptes ermöglichen, was für den Kliniker voraussetzt, daß er seinerseits alle wichtigen Befunde des Patienten mitzuteilen hat. Nur so ist es dem Pathologen möglich, seinen Beitrag zur Qualitätssicherung in der Medizin zu leisten und im Sinne eines positiven Feedback zu arbeiten.

Hinsichtlich der Möglichkeit, von Simulation und Expertensystemen in der Medizin sinnvollen Gebrauch zu machen, fällt dem Pathologen als "Informationsspezialist" [13] in Zukunft eine neue Aufgabe zu. Neben seiner Tätigkeit als Fachexperte wird er sich auch als Wissensingenieur bewähren müssen.

Literaturverzeichnis

[1] Banks, G.: Artificial Intelligence in Medical Diagnosis: The Internist/Caduceus Approach. Crit. Rev. Med. Inform. 1, 1986, S. 23-54

[2] Bartels, P.H.: The diagnostic pattern in histopathology. Amer. J. Clin. Pathol. 91, Suppl. 1, 1989, S. 7-13

[3] Bartels, P.H., Graham, A., Layton, J., Paplanus, S.: Bildgewinnung und Bildverarbeitung. In: G. Burger, M. Oberholzer, W. Gössner (Hrsg.): Morphometrie in der Zyto- und Histopathologie. Springer-Verlag, Berlin, 1988, S. 66-79

[4] Bayerische Landesärztekammer: Weiterbildungsordnung 23. Pathologie, Definition, 1981

[5] Boguslaw, R.: The New Utopians: A Study of System Design and Sozial Change. Englewood Cliffs, 1965

[6] Burger, G.: Morphometrie. Workshop über Bildanalyse, Beckton Dickinson München, 28. 6. 1989

[7] Connely, D.P., Willard, K.E.: Monte Carlo Simulation and the Clinical Laboratory. Arch. Pathol. Lab. Med. 113, 1989, S. 750-757

[8] Dhom, G.: Aufgaben und Bedeutung der Autopsie in der modernen Medizin. Dtsch. Ärzteblatt 11, 1980, S. 669-672

[9] Doerr, W.: Einführung: Das Konzept der theoretischen Pathologie. In: W. Doerr, H. Schipperges (Hrsg.): Modelle der pathologischen Physiologie Springer-Verlag, Berlin, 1987, S. 1-13

[10] Eder, M.: Die Biopsie in der klinischen Diagnostik. Pressegespräch Pathologie in Deutschland - Analysen und Konsequenzen, Frankfurt, 13. 10. 1978

[11] Fliedner, Th.M., Steinbach, K.-H.: Simulationsmodelle von Perturbationen des granulozytären Zellerneuerungssystems In: W. Doerr, H. Schipperges (Hrsg.): Modelle der pathologischen Physiologie, Springer-Verlag, Berlin, 1987, S. 89-106

[12] Jennings, R.E.: The Expert System Language GALEN. J. Electrocardiol. Suppl. Iss., 1988, S. 81-87

[13] Korpman, R.A.: Using the computer to optimize human performance in health care delivery: the pathologist as medical information spezialist. Arch. Pathol. Lab. Med. 111, 1987, S. 637-645

[14] Mohr, H.-J.: Leistungsbilanz der Pathologie, 1977

[15] Molière: Der eingebildete Kranke. Reclam, Stuttgart, 1981

[16] Moragas, A.: Mathematical Morphology Methods in the Quantitative Study of Liver Cirrhosis (Abstract). Path. Res. Pract. 185, 1989, S. 107

[17] Patrick, R.S., O'D.Mc Gee, J.: Biopsy Pathology of the Liver Chapman and Hall, London, 1988

[18] Remmele, W., Stegner, E.: Hormonrezeptorgehalt von Mammakarzinomen. Pathologe 8, 1987, S. 138-140

[19] Shortliffe, E.: Computer Based Medical Consultations: MYCIN New York, 1976

[20] Tosi, P., Cottier, H.: What's New in Quantitiative Pathology? Path. Res. Pract. 184, 1989, S. 652-655

[21] Volkenandt, M.: Die klinisch-wissenschaftliche Obduktion in der Bundesrepublik Deutschland. Dtsch. Med. Wschr. 114, 1989, S. 561-566

[22] Volkholz, H., Rösler, E., Kley, R., Wünsch, P.H.: Vergleichende immunhistologische und biochemische Untersuchungen von Östrogen- und Progesteronrezeptoren am Mammacarcinom. Verh. Dtsch. Ges. Path. 73, 1989, S. 475

[23] Waterman, D.A.: A Guide to Expert Systems, Addison-Wesley Massachusetts, 1986

[24] Winograd, T., Flores, F.: Erkenntnis Maschinen Verstehen. Rotbuch Verlag, Berlin, 1989

[25] Wittliff, J.L.: Steroid receptors in breast cancer. Cancer 53, 1984, S. 630

Simulation bei der Entwicklung und Herstellung medizintechnischer Geräte

P. Gebhardt

Das Thema "Simulation bei der Entwicklung und Herstellung medizintechnischer Geräte" stellt ein weites Feld dar, das an dieser Stelle nicht erschöpfend behandelt werden kann, denn die medizintechnische Industrie beginnt z.B. bei Einwegartikeln, wie Spritzen und Infusionsbestecken, und endet schließlich bei der Herstellung von Kernspintomographen.

Im folgenden sollen daher nur einige der Simulationsverfahren näher behandelt werden, die bei Dräger auf dem Gebiet der Entwicklung und Herstellung von Beatmungsgeräten praktiziert werden. Dabei soll am Beispiel der Entwicklung eines Beatmungsgerätes gezeigt werden, wann und wie während eines Entwicklungsablaufs es möglich ist, Simulationsverfahren anzuwenden, um von einer Produktidee zu einem verkaufsfähigen Produkt zu gelangen.

Entwicklungsmethoden in der Vergangenheit:

Noch vor wenigen Jahren war es üblich, daß ein Entwickler, nachdem er sich das Konzept für ein neues Produkt, z.B. einen neuen Respirator, überlegt hatte, dieses möglichst frühzeitig und möglichst schnell in Hardware, d.h. in ein Funktionsmuster, umsetzte.

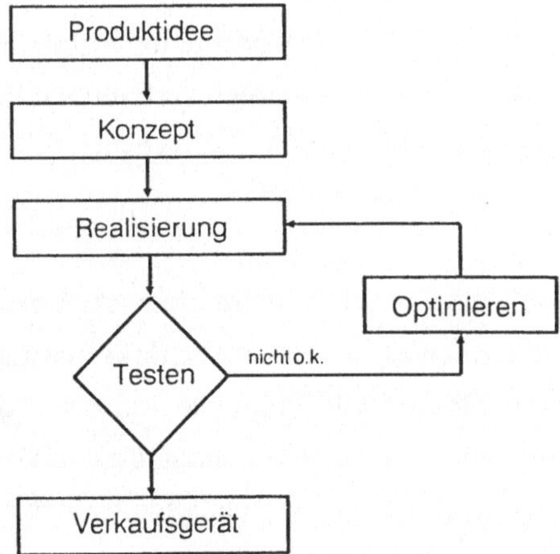

Abb.1: Ablauf einer Geräteentwicklung in der Vergangenheit.

An diesem schnell entstandenen Funktionsmuster begann dann vielfach erst die eigentliche Entwicklungsarbeit (Abb.1): das Funktionsmuster mußte getestet und vermessen werden; sehr häufig waren die Resultate weit von den ursprünglich beabsichtigten Zielen entfernt, man mußte deshalb nach Verbesserungen, unter Umständen sogar nach einem neuen Konzept, suchen. Innerhalb welcher Zeit man bei einer derartigen Vorgehensweise zu einem endgültigen und brauchbaren Ergebnis kam, hing wesentlich von der Erfahrung und dem Gespür des Entwicklers ab. Schließlich kostete jeder "Iterationszyklus" vor allem Zeit, denn alle Änderungen am Funktionsmuster bedeuteten gleichzeitig Änderungen der Hardware, und dazu mußten neue Zeichnungen erstellt und neue Hardwarekomponenten gebaut werden. Alle diese Aktivitäten waren mit entsprechend langen Wartezeiten bis zur Fertigstellung der geänderten Komponenten verbunden.

Bis vor ca. 15 Jahren hätte dieser Prozeß auch kaum anders ablaufen können. Alles, was nicht ohne allzugroßen Aufwand mit analytischen Methoden oder mit vorhandenen Nomogrammen gelöst werden konnte, mußte weitgehend durch "Ausprobieren" gefunden werden. Meistens war das der Fall, wenn dynamische Effekte eine Rolle spielten. Die häufig damit verbundenen nicht linearen Gleichungssysteme ließen eine einfache Lösung nicht zu, so daß nur noch der unter Umständen langwierige und aufwendige experimentelle Weg übrig blieb. Eine direkte Folge des "Ausprobierens" war allerdings auch, daß manches zwar am Funktionsmuster funktionierte, aber nicht mehr bei der späteren Serienfertigung, wo mit geänderten Toleranzen gearbeitet wurde.

Simulationsverfahren bei der Hardwareentwicklung:

Der technische Fortschritt, und hier insbesondere die Mikroelektronik, haben in den letzten Jahren Beatmungsgeräte mit wesentlich verfeinerten Funktionen hervorgebracht; diese Geräte sind erheblich komplexer und zeichnen sich durch eine sehr große Funktionsvielfalt aus.

Diese zunehmende Komplexität der Geräte hat einen stark gestiegenen Entwicklungsaufwand zur Folge, der zusammen mit einem ebenfalls gewachsenen Wettbewerbsdruck die bisher beschriebene experimentelle Vorgehensweise weitgehend ausschließt. Man ist heute gezwungen, andere Wege zu gehen, wenn die Entwicklung eines neuen Gerätes innerhalb vernünftiger Zeiten abgeschlossen werden soll (Abb.2).
Auch bei einer heutigen Geräteentwicklung steht zu Beginn natürlich weiterhin das Konzept, das bei komplexeren Systemen allerdings nicht mehr nur von einem einzigen Entwickler, sondern von einem Projektteam festgelegt wird.

Man wird dann aber bestrebt sein, die zeitaufwendigen "Probierschleifen" abzukürzen, indem man das im Konzept beschriebene System simuliert. Diese Vorgehensweise wird in der Technik allgemein als "Computer Aided Engineering", abgekürzt "CAE", bezeichnet. Es existieren mittlerweile Softwarepakete für viele unterschiedliche Problemkreise.

Allerdings sind die in Respiratoren verwendeten Komponenten in der Regel so speziell, daß uns bisher kein Softwarepaket bekanntgeworden ist, mit dem die bei der Entwicklung eines Beatmungsgerätes auftretenden Probleme der Pneumatik bearbeitet und gelöst werden könnten.

Den Entwicklern bleibt daher nur, sich selbst ein mathematisches Modell aufzustellen, das die entscheidenden Merkmale des Konzeptes bzw. der zu realisierenden Hardware widerspiegelt. Die Differentialgleichungssysteme eines solchen Modells sind - gerade dann, wenn es sich um dynamische Prozesse handelt - in der Regel nicht mehr geschlossen lösbar, sondern erfordern im allgemeinen eine Zeitschrittmethode zur Lösung. Durch die beachtliche Rechenleistung heutiger PC's bereitet die numerische Lösung jedoch keine Probleme mehr. Die Schwierigkeiten liegen vielmehr in der Umsetzung eines Problems in das mathematisch beschreibbare Modell.

Dennoch wäre die komplette mathematische Beschreibung eines komplexen Beatmungsgerätes (Abb. 3) noch sehr schwierig und würde wegen der Vielzahl der Parameter kaum zu brauchbaren Ergebnissen führen. Um möglichst einfache und überschaubare Verhältnisse zu haben, werden jeweils nur einzelne Komponenten oder eine Kombination weniger Komponenten mit einem mathematischen Modell beschrieben. Dieser Ansatz ist immer dann gerechtfertigt, wenn die Komponenten untereinander weitgehend wechselwirkungsfrei sind, was aber in der Regel auch angestrebt wird, da dann das Gesamtsystem leichter beherrschbar ist.

48

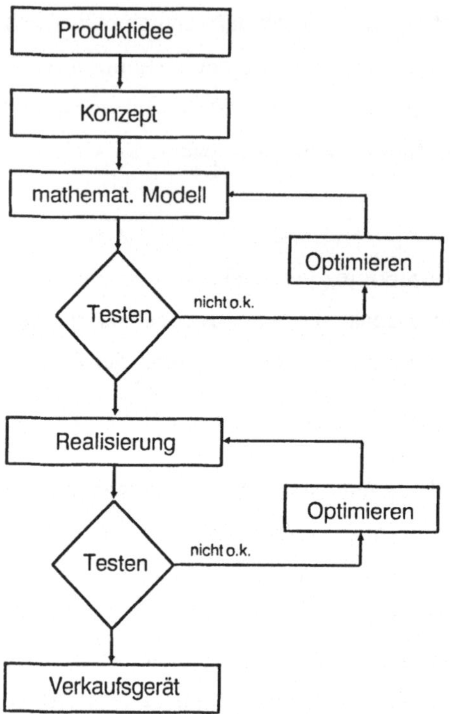

Abb.2: Heutiger Entwicklungsablauf; die Simulation ermöglicht eine schnelle Parameteroptimierung vor der Realisierung der Hardware.

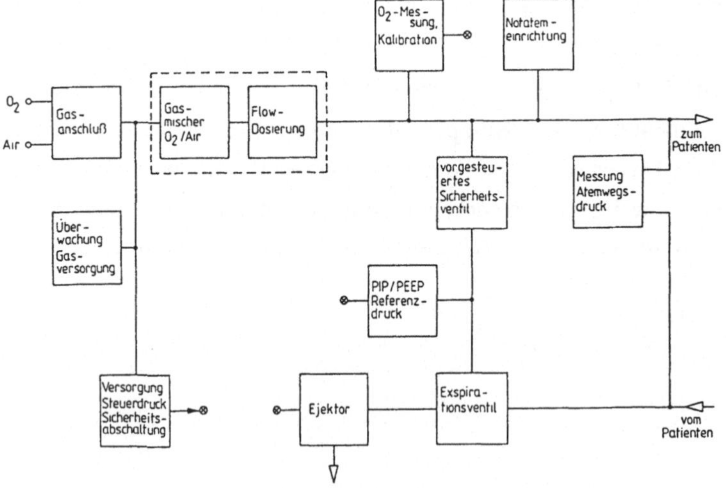

Abb.3: Blockschaltbild eines Continuous-Flow-Respirators.

Die Vorteile einer solchen rechnergestützten Simulation liegen auf der Hand: die Simulation ermöglicht eine leichtere und vor allem schnellere Parametervariation, da man nicht den schwerfälligen Weg der Hardwarerealisierung gehen muß. Außerdem kann die Simulation physikalische Größen liefern, die für die Beurteilung des Systems von großer Bedeutung sein können, einer direkten Messung im realen Experiment aber nicht zugänglich sind. Die Simulation ermöglicht so die frühzeitige Bewertung eines Konzepts und unterstützt den Anwender bei der Wahl von Parametern für die anschließende Realisierung der Hardware.

Neben dem Zeitgewinn fördert eine vorangegangene Simulation auch das Verständnis für das System; bei unerwarteten Resultaten in der späteren Hardwarerealisierung lassen sich leichter und schneller Abhilfemaßnahmen finden.

Simulation in der Softwareentwicklung:

Simulationsverfahren beschleunigen nicht nur die Entwicklung der Hardware, sie sind ebenso hilfreich bei der Softwareentwicklung: moderne Respiratoren sind mittlerweile ausnahmslos durch Software gesteuert. Der Aufwand für das Entwickeln geeigneter Algorithmen, das Strukturieren der Software und das anschließende Programmieren weist inzwischen einen beachtlichen Anteil auf, der durchaus mit dem Aufwand für die Hardwareentwicklung vergleichbar ist.

Früher war es üblich, zuerst die Hardware (d.h. Mechanik, Pneumatik und Elektronik) zu realisieren und erst dann mit der Softwareentwicklung zu beginnen. Dieser Weg läßt sich heute wegen des hohen Zeitaufwandes nicht mehr beschreiten, man entwickelt die Software weitgehend parallel zur Hardware.

Irgendwann kommt dann allerdings der Zeitpunkt, daß Softwaremodule bzw. Algorithmen ausgetestet werden müssen, ohne daß die dazu erforderliche Hardware vorhanden ist. Häufig werden aber für das zu testende Softwaremodul Meßwerte benötigt, die von der nicht vorhandenen Hardware generiert werden sollen.

In solchen Fällen muß dann nicht nur ein Teil der Komponenten des Respirators durch ein theoretisches Modell beschrieben werden, sondern auch der Patient selbst muß mathematisch simuliert werden. Vielfach sind dafür relativ einfache Modelle ausreichend.

50

Diese Vorgehensweise soll an einem konkreten Beispiel erläutert werden:

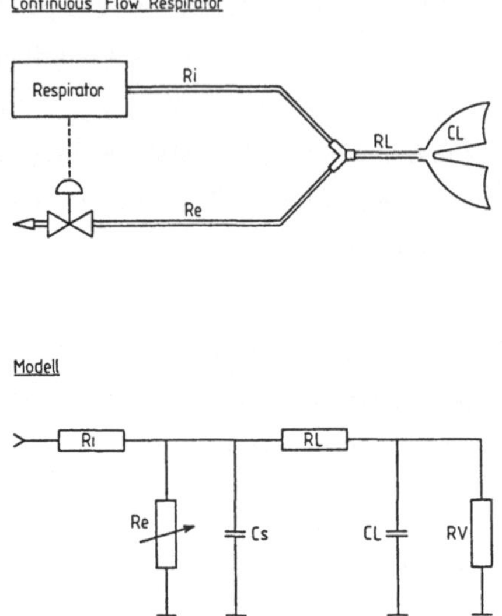

Abb.4: Schlauchsystem und Patientenlunge bei Continuous-Flow-Beatmung und
elektrisches Ersatzschaltbild für eine rechnergestützte Simulation
des Atemwegsmonitorings.

Im Continuous-Flow-Respirator Babylog 8000 wird eine doppelte Druckmessung
(jeweils im inspiratorischen und exspiratorischen Zweig) durchgeführt, um die direkte
Druckmessung am Y-Stück (mit einem dann notwendigen zusätzlichen Druckmeß-
schlauch) zu ersetzen. Um die Verarbeitung dieser beiden Drucksignale und deren Einfluß auf den Regelalgorithmus für die inspiratorische Druckbegrenzung und den PEEP
zu testen, mußten sowohl verschiedene Komponenten des Respirators, der Einfluß des
Schlauchsystems und die Patientenlunge simuliert werden (Abb.4).

Für die Simulation wurde ein elektrisches Ersatzschaltbild gewählt: Der Continuous-
Flow-Respirator wirkt als Konstantstromquelle, die inspirationsseitige bzw.
exspirationsseitige Resistance des Schlauchsystems wird durch entsprechende Widerstände R_i bzw. R_e ersetzt. Der variable Widerstand R_e schließt dabei die Funktion des
Exspirationsventils mit ein. Das kompressible Volumen des Schlauchsystems
(Compliance) wird ersetzt durch einen Kondensator mit der Kapazität C_s. Dies ist zwar
nicht völlig exakt, da strenggenommen eine differentielle Belegung (Widerstand pro
Länge, Kapazität pro Länge) notwendig wäre; die durchgeführte Näherung liefert jedoch ausreichend korrekte Ergebnisse. Die mechanischen Eigenschaften der Lunge

werden durch ein RC-Glied simuliert, wobei R_L für die Resistance der Atemwege und C_L für die Compliance der Lunge steht. Ein in der Kleinkinderbeatmung praktisch immer vorhandenes Tubusleck wird durch den Widerstand R_V simuliert. Auch diese Beschaltung enthält nochmals eine Näherung: es wird nämlich angenommen, daß der gesamte Atemwegswiderstand durch den Tubus verursacht wird (diese Annahme ist in der Pädiatrie wegen der sehr engen Tuben im allgemeinen gerechtfertigt).

Neben dem direkten Nutzen für die Softwareentwicklung hatte diese einfache Simulation auch den Vorteil, daß die beteiligten Entwickler besser verstanden, welchen Einfluß eine Variation von Maschinenparametern, wie Druck, Flow, PEEP, Inspirations-/Exspirationszeit, Schlauchsystemparameter (R_i, R_e, C_s) und Patientenparametern (R_L, C_L) auf den Atemwegsdruck und das Tidalvolumen hat.

Als "Abfallprodukt" ist daraus ein kleines Simulationsprogramm für Schulungszwecke entstanden, das nicht nur innerhalb des Drägerwerks verwendet wird, sondern auch in den Kliniken auf sehr viel Interesse stößt. Da bei der druckbegrenzten Continuous-Flow-Beatmung bisher nur in "Drücken" gedacht wurde, hilft dieses Simulationsprogramm beim Verständnis für die Volumenmessung, die mit dem Babylog 8000 jetzt möglich ist.

Simulation von Benutzeroberflächen:

Die moderne Technik beschert uns immer wieder neue Beatmungsmodi und Meßverfahren, die zu zusätzlichen Einstellparametern und Meßgrößen führen. Diese zunehmende Fülle von Informationen in der Beatmung oder allgemein beim Monitoring muß in geeigneter Weise dem Benutzer mitgeteilt werden, ohne ihn gleichzeitig zu überfordern.

Es wird deshalb häufig nur ein Teilbereich, ein Parametersatz oder eine Graphik aus dieser Informationsflut im Bildschirm dargestellt. Um verschiedene Bildschirminhalte aufrufen zu können, bedient man sich der sog. Menütechnik. Wie verständlich eine derartige Menüstruktur dem Anwender erscheint, kann sehr stark davon abhängen, wie weit man ihn in die Gestaltung von Bildschirminhalten und in die Entwicklung von Menüstrukturen einbezogen hat.

Ein einfaches Beispiel soll zeigen, wie dieses Einbeziehen des späteren Anwenders in einem sehr frühzeitigen Entwicklungsstadium durch Simulation möglich ist:

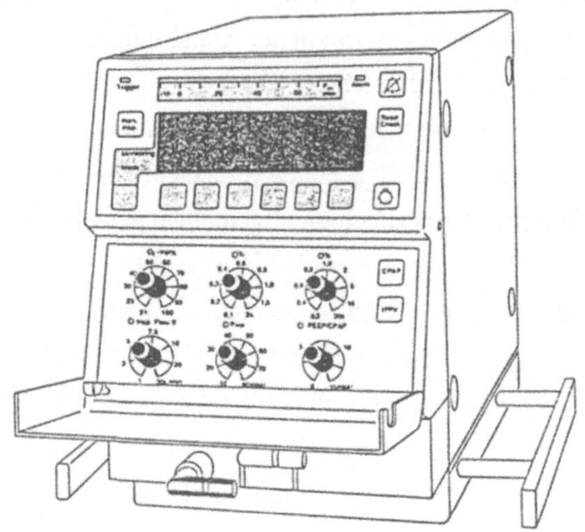

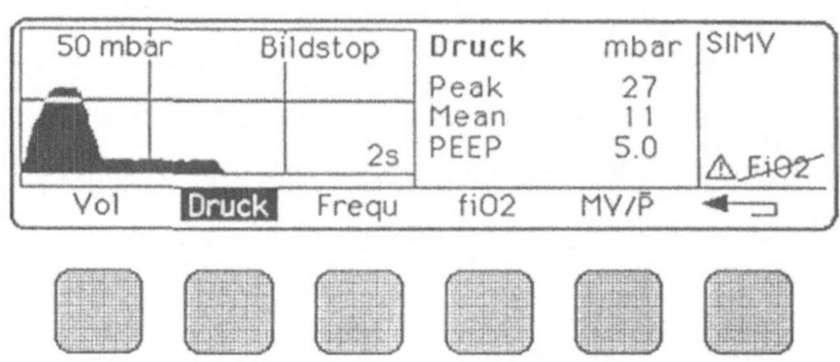

Abb.5: Frontansicht des Cont.-Flow-Respirators Babylog 8000 und ein typischer
        Bildschirminhalt, wie er für die Simulation verwendet wurde.

Aufgrund der beschränkten Platzverhältnisse in der Frontplatte konnte beim Babylog
8000 nur ein relativ kleines LCD-Display mit einer Auflösung von 240 * 64 Bild-
punkten (Pixeln) untergebracht werden (Abb.5); dennoch sollten praktisch alle Informationen in diesem Display dargestellt werden, und es sollte sogar die Eingabe
spezieller Beatmungsparameter über dieses Display möglich sein.

Für die Simulation wurden zunächst auf einem PC mit dem Zeichenprogramm
"Paintbrush[R]" statische Bildschirminhalte erzeugt. Diese Art der Vorgehensweise verhindert für sich schon, daß das reale Darstellungsvermögen des Gerätedisplays über-
schätzt wird (Abb.5).

Die verschiedenen Bildschirmseiten wurden über ein Programm entsprechend der Menüstruktur miteinander verknüpft, wobei für die Simulation der Menütasten entsprechende Funktionstasten der PC-Tastatur verwendet wurden.

Obwohl bei dieser Simulation das Vorstellungsvermögen des Anwenders stark gefordert wurde (die simulierten Menütasten lagen nicht direkt unterhalb der Menüzeile, sondern befanden sich am PC, die Bildschirminhalte waren statisch, Bildgröße und Kontrast auf dem PC-Bildschirm entsprachen nicht exakt der Realität), zeigte diese einfache Simulation, daß einerseits die gewählte Menütechnik durchaus in der Klinik akzeptiert wird, andererseits ergaben sich viele wertvolle Hinweise zu Verbesserungen in den Bildschirminhalten oder zu Verfeinerungen der Menüstruktur.

Simulation des Patienten:

Die bisher geschilderten Beispiele von Simulationsverfahren dienten zur Findung von Lösungen bzw. zur Validierung von Lösungen ("Rektifikation"). Diese Verfahren sind dadurch gekennzeichnet, daß sie zwar völlig ohne die zu realisierende Hardware arbeiten, aber gerade deshalb ein gewisses Abstrahierungsvermögen erfordern.

Kehren wir noch einmal zu dem eingangs gezeigten Projektablauf zurück (Abb. 2): Nach der Lösungsfindung und -bewertung erfolgt natürlich auch die Realisierung in Form eines Funktionsmusters, und an diesem Funktionsmuster sind dann auch die beabsichtigten Eigenschaften nachzuprüfen. D.h. es folgt jetzt die Phase der Verifikation. Das Austesten eines Respirators ist nicht mehr an einem mathematischen Modell möglich, sondern müßte eigentlich für die letzten Feinheiten am Patienten erfolgen. Da dies nicht machbar ist, muß man eine Maschine finden, die sich genauso verhält wie ein Patient, die praktisch den Patienten in das Labor holt.

Um einen Respirator zu testen, interessiert in der Regel nur die Lungenmechanik, es ist also ausreichend, wenn das Modell sich nur bezüglich der Lungenmechanik so verhält wie ein Patient. Das sollte das Modell allerdings möglichst exakt und vor allem absolut reproduzierbar tun.

Die Lungenmechanik ist charakterisiert durch die beiden Parameter Compliance C und
Resistance R, die folgendermaßen definiert sind:

$$C = dV/dp$$
$$R = dp/dV$$

Die Compliance beschreibt die Volumendehnbarkeit der Lunge, die Resistance ist das
Maß für die Atemwegswiderstände. Wie bereits erwähnt, können beide Größen wie
ihre elektrischen Analoga behandelt werden; hintereinandergeschaltet bestimmen
Resistance und Compliance die Zeitkonstante der Lunge (pneumatisches RC-Glied).

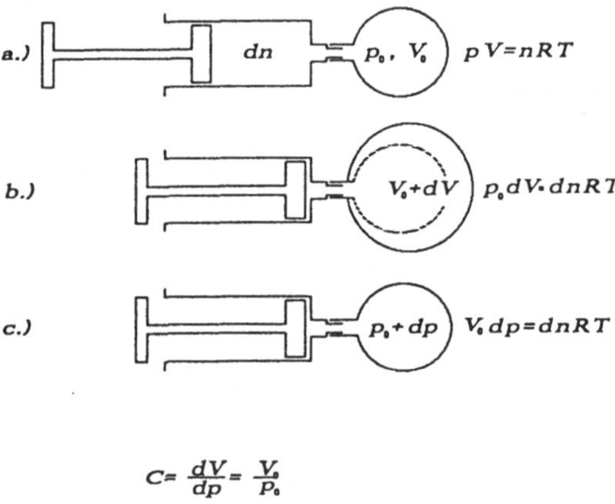

Abb.6:   Experiment zur Herleitung der Beziehung zwischen Compliance und starrem
         Volumen.

Sehen wir uns zunächst die Compliance etwas näher an: Prinzipiell hat man zwei Möglichkeiten, um eine vorgegebene Gasmenge n um die Menge dn zu vergrößern (Abb.
6): läßt man den Druck p_o im Behälter konstant, muß sich zwangsläufig das Volumen
um den Wert dV vergrößern; läßt man andererseits das Volumen konstant, weil der
Behälter starr ist, wird sich aufgrund der Kompressibilität des Gases der Druck im
Behälter um den Wert dp erhöhen. Die Werte dV bzw. dp ergeben sich aus der
Gleichung des idealen Gases.

Bei der maschinellen Beatmung kommt übrigens beides gleichzeitig vor: es erhöht sich
sowohl der Druck in der Lunge aufgrund der Kompressibilität und das Lungenvolumen
vergrößert sich aufgrund der Thoraxelastizität.

Liegen isotherme Verhältnisse (d.h. die Temperatur T ist in beiden Fällen gleich), dann kann die erste Gleichung durch die zweite dividiert werden, und man erhält eine Verknüpfung zwischen Compliance und Volumen:

$$C = dV/dp = V_o/p_o$$

Diese Gleichung zeigt, daß man aufgrund der Kompressibilität des Gases mit einem starren Behälter praktisch jede Compliance erzielen kann, wenn man nur das Ausgangsvolumen V_o entsprechend groß wählt.

Um die normale Compliance eines Erwachsenen von etwa 50 mL/mbar mit einem starren Behälter nachzubilden, muß daher dieser Behälter ein Volumen von 50 L aufweisen.

Dazu kann man z.B. eine entsprechende Glasflasche verwenden, üblich sind für diese Größenordnung Korbflaschen, wie sie z.B. als Gärballon Verwendung finden (Abb. 7).

Um isotherme Verhältnisse zu erzielen (und nur unter dieser Voraussetzung gilt diese Beziehung) wird die Glasflasche mit einer entsprechenden Menge Kupferwolle gefüllt.

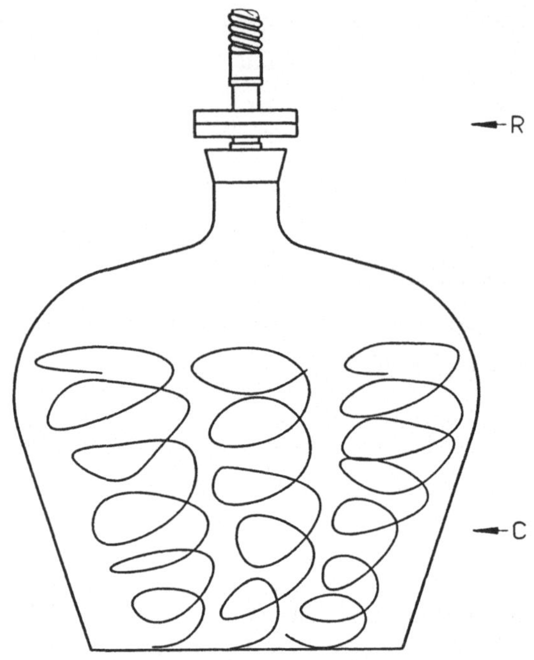

Abb.7: Glasflaschen-Lungenmodell nach ISO mit Kupferwolle für isotherme
Verhältnisse.

Der Glasflasche muß nun nur noch eine Resistance vorgeschaltet werden, d.h. ein
linearer Widerstand, der beim gesunden Erwachsenen etwa 5 mbar*sec*L^{-1}beträgt.
Für diesen linearen Widerstand verwendet man meistens mehrere Lagen Filterpapier
zwischen zwei Metallsieben. Die Kombination von Resistance und Compliance ergibt
ein sog. Eincompartmentmodell einer Lunge, bei dem die Lunge als in sich homogen
angenommen wird.

Nachteilig bei dem beschriebenen Modell ist, daß man nur jeweils eine diskrete RC-
Kombination erhält; um allein alle Wertekombinationen nach den ISO-Prüfvorschriften
(ISO 5369) zu erhalten (die in etwa den möglichen Variationsbereich vom Früh-
geborenen bis zum Erwachsenen abdecken), benötigt man diese Reihe von Compliance-
und Resistancewerten:

C = 1; 3; 10; 20; 50 mL/mbar;
R = 5; 20; 50; 200; 1000 mbar*sec*L^{-1}.

Es existieren viele sinnvolle Kombinationsmöglichkeiten dieser Standardwerte untereinander: allein vom Platzbedarf aus gesehen ist die Menge dieser Testlungen eine recht
sperrige Angelegenheit.

Scheinbar günstiger liegt man mit einem Balglungensimulator, wie z.B. dem Dräger LS
800 (Abb.8). Hier nutzt man nicht die Kompressibilität des Gases aus, sondern vielmehr
die elastische Volumenvergrößerung des Balgs. Zwar ermöglicht der LS 800 eine
schnellere Parametervariation und bietet zusätzlich die Möglichkeit, eine 2-Compart-
mentlunge oder eine Leckage (z.B. einen Pneumothorax) zu simulieren, aber auch hier
lassen sich die lungenmechanischen Parameter nur in diskreten Stufen und vor allem
nur innerhalb enger Grenzen verändern. Leztendlich ist der LS 800 auch mehr für
Demonstrations- und Schulungszwecke vorgesehen.

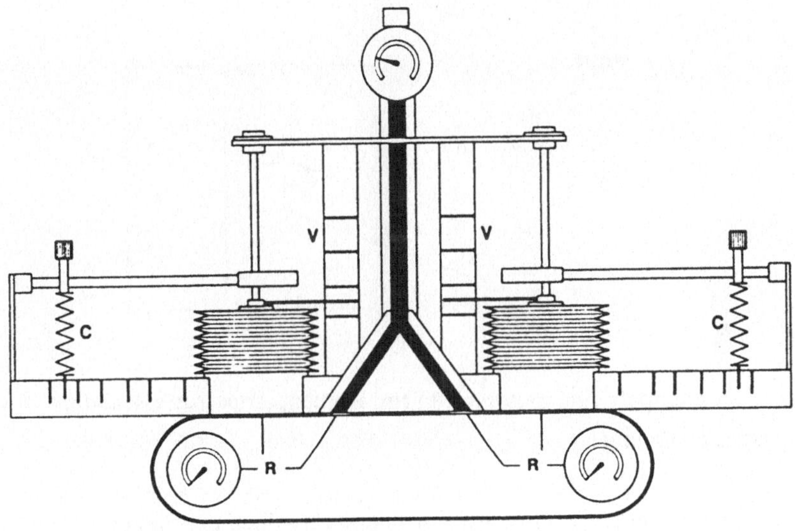

Abb.8: Dräger Lungensimulator LS 800 (Balg-Lungensimulator).

Der Hauptnachteil, den beide Modelle, sowohl die Glasflaschen als auch der LS 800
aufweisen, ist, daß diese Lungenmodelle sich rein passiv verhalten. D.h. sie können
zwar beatmet werden, aber sie atmen nicht spontan und sind deshalb zum Testen
moderner Respiratoren völlig unzureichend. Eine kontrollierte Beatmung stellt mittlerweile durch den Einsatz moderner Technologie keine Probleme mehr dar. Die Leistung
eines modernen Respirators liegt vielmehr in den Spontanatemmodi (darin sind die
Mischformen, wie SIMV, mit einbezogen). Die Fragestellung beim Testen eines Respirators lautet daher: wie exakt, wie schnell ist die Adaption der Maschine an den
Patienten, oder wie hoch ist die vom Respirator verursachte zusätzliche Atemarbeit.

Prinzipiell läßt sich zwar mit dem LS 800 eine Spontanatmung simulieren, indem man an einer seiner Hebelstangen zieht und damit das Volumen eines Balgs vergrößert. Man kann auf diese Weise z.B. einen getriggerten Atemhub auslösen, aber das hat rein qualitativen Charakter und ist absolut nicht reproduzierbar.

Die einfachste Methode zur Simulation einer Spontanatmung stellt eine sog. "Sinuspumpe" dar (Abb. 9): eine Kolbenpumpe, die von einem Getriebemotor mit Drehzahlregelung angetrieben wird und deren Verschiebevolumen am Exzenter verstellt werden kann. In ihrer ursprünglichen Ausführung liefert sie nur ein einziges Flowmuster ("Sinus"); eine Verstellung des Hubvolumens ist in der Regel nur im Stillstand möglich. Ihr Einsatzbereich ist auf den aktiven Betrieb beschränkt, ein Einsatz unter kontrollierter Beatmung oder unter einer Mischform, wie z.B. SIMV, ist nicht möglich.

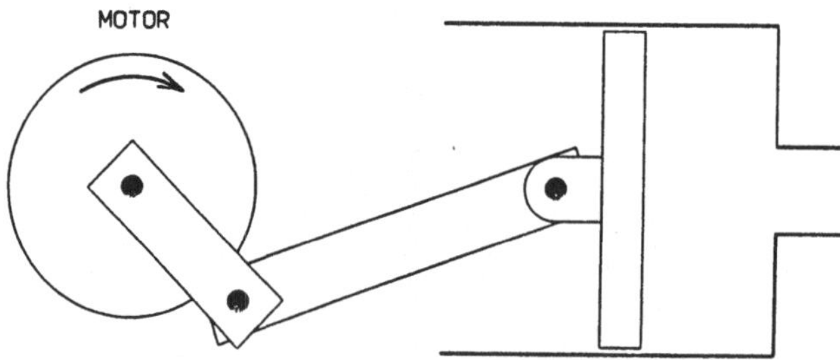

Abb.9: "Sinuspumpe"; eine motorgetriebene Kolbenpumpe zur Simulation einer Spontanatmung.

Um alle vorkommenden Beatmungsformen, einschließlich der Spontanatmungsformen, simulieren zu können, benötigt man eigentlich eine Kombination des passiven LS 800 mit der angetriebenen Sinuspumpe. Solche Kombinationen sind durchaus machbar, man kann z.B. die Bälge des LS 800 mit einem wie auch immer gearteten Antrieb versehen. Dieser Antrieb kann elektrisch, pneumatisch oder auch hydraulisch erfolgen.

Bei Dräger hat man aus Gründen der leichteren Ansteuerbarkeit einen elektrischen Antrieb gewählt (Abb. 10). Das Gasvolumen bildet ein liegend eingebauter Faltenbalg aus gummiertem Gewebe mit extrem geringer Eigenelastizität; die Falten dieses Balgs sind zusätzlich durch eingelegte Drahtringe versteift, so daß ein linearer Zusammenhang besteht zwischen der Auslenkung des Balgs aus seiner Ruhelage und dem Verschiebevolumen.

Der Antrieb erfolgt über eine Gewindespindel, wobei eine sog. Satelliten-rollenspindel mit einem mehrgängigen Feingewinde zum Einsatz kommt. Diese Spindel verbindet die Vorteile eines geringen Spiels mit geringer Reibung. Als Antriebsaggregat dient ein Scheibenläufermotor, der aufgrund seiner geringen trägen Masse und der Ansteuerung mit einem leistungsfähigen 4-Quadrantenverstärker sehr schnell auf hohe Drehzahl gebracht bzw. entsprechend schnell abgebremst werden kann. Der Motor ist über einen Zahnriemen auf die Antriebsspindel gekoppelt.

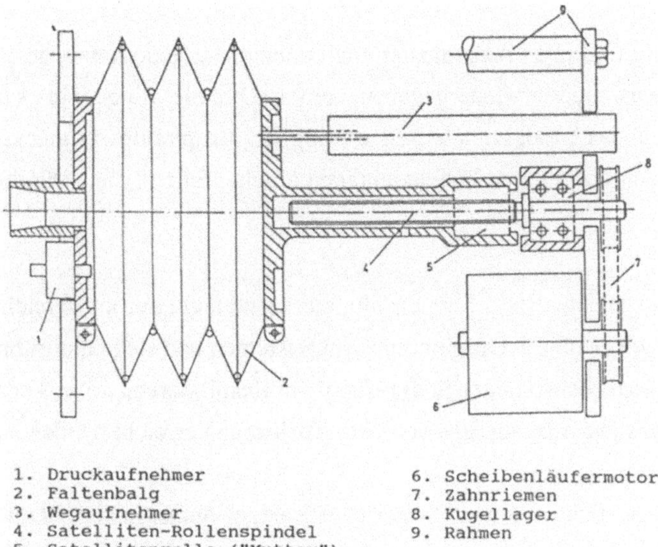

Abb.10: Dräger Lungensimulator für aktiven und passiven Betrieb zur Simulation aller Atmungs- und Beatmungsformen.

Gemessen werden die Auslenkung des Balgs (und damit gleichzeitig das Volumen) mit einem linearen Wegaufnehmer, der Druck im Balg, der gleichbedeutend dem Atemwegsdruck ist, mit einem direkt angeschlossenen Druckaufnehmer und schließlich die Drehzahl des Motors (wegen der linearen Beziehung zwischen Auslenkung und Volumen gleichbedeutend dem Flow) mit einem auf der Motorachse sitzenden Tachogenerator.

Im Gegensatz zu einem Lungensimulator mit Federsystem (wie z.B. dem LS 800) können bei dem aktiven Lungensimulator Compliance und Resistance im physiologisch relevanten Bereich jederzeit stufenlos elektronisch (und damit auch verschleißfrei) verändert werden.

Die Regelelektronik ermöglicht aktives und passives Verhalten einschließlich der Mischformen, wie SIMV. Im aktiven Betrieb können beliebige Spontanatemmuster realisiert werden, angefangen von Hustenstößen bis zur Hechelatmung.

Über eine digitale RS 232-Schnittstelle sind alle Funktionen über einen Rechner ansteuerbar und alle Meßwerte (P, V, V) an den Rechner zur weiteren Verarbeitung auslesbar. Damit werden auch graphische Darstellungen von Druck- und Flow-diagrammen oder pV-Loops ermöglicht.

Mit einem PC können Atemmuster von Patienten aufgenommen, gespeichert und über den Lungensimulator wiedergegeben werden. D.h. hiermit gelingt es tatsächlich, den Patienten in das Labor zu holen. Es ist möglich, Respiratortests an extremen, pathologisch veränderten Patientenlungen durchzuführen, ohne ständig am Patienten zu arbeiten.

Die Einsatzgebiete dieses Lungensimulators sind nicht nur im Bereich der Entwicklung zu sehen, wo er für die Optimierung von Systemen und Regelalgorithmen eingesetzt wird, sondern ebenso in der Endprüfung von Respiratoren, wo in Verbindung mit einem Meßstand eine automatische Protokollierung erreicht werden kann.

Ein weiteres, nicht zu unterschätzendes Einsatzgebiet ist in der Schulung von Mitarbeitern zu sehen: nicht nur in der Industrie, d.h. beim Hersteller von Respiratoren, wo der Lungensimulator zur Mitarbeiterschulung in der Entwicklung oder beim Service eingesetzt wird, sondern auch in der Klinik, wo ein großer Bedarf für die Schulung von Nachwuchskräften, insbesondere beim Pflegepersonal, existiert.

Simulation bei der Instandhaltung medizintechnischer Geräte

F. Matzek, U. Boenick

Die Medizingeräteverordnung vom 1.1.1986 legt für Betreiber und Hersteller von Geräten der Gruppe 1 eine Reihe von Pflichten fest, auf die in diesem Zusammenhang nicht näher eingegangen werden soll. Besonderes Augenmerk soll jedoch der Vielzahl von Prüfungen geschenkt werden, die von den Geräten durchlaufen werden müssen. Im einzelnen sind dies:

- Bauartprüfung oder vereinfachte sicherheitstechnische Prüfung nach § 22.1 oder beschränkte sicherheitstechnische Prüfung nach § 22.2 (je nach Erstbetriebs- bzw. Erstherstellungszeitpunkt) bei der Prüfstelle bzw. dem anerkannten Sachverständigen,
- Funktionsprüfung vor Erstbetrieb am Aufstellungsort durch den Hersteller,
- Funktionstest vor jeder Anwendung durch das eingewiesene Personal,
- Periodisch wiederkehrende Sicherheitstechnische Kontrollen durch einen Sachkundigen.

Gemäß den Grundsätzen zur Durchführung der "Altgeräteprüfung" nach § 22.2 ist folgender Umfang, unabhängig vom Gerätetyp, als Richtlinie für die Sicherheitstechnischen Kontrollen anzusehen:

- Sichtprüfung auf Vollständigkeit und visuell erkennbare Schäden und Mängel des Gerätes,
- Prüfung der Funktionsfähigkeit anhand der Gebrauchsanweisung,
- Prüfung der notwendigen Überwachungs-, Sicherheits-, Anzeige- und Meldeeinrichtungen,
- Messung aller sicherheitserheblichen Ausgangsparameter gemäß deren gerätespezifischer Auflistung und
- Prüfung der elektrischen Sicherheit.

Die Prüfungen der Funktionsfähigkeit und Betriebssicherheit erfordern eine Reihe von Testgeräten, die gerätetypisch oder typenübergreifend Anwendung finden. An alle Testgeräte sind folgende Forderungen zu stellen:

62

1.Adaptierbarkeit des Testgerätes an das zu prüfende Gerät
  (Schnittstellenproblem/Gerätetyp verschiedener Hersteller),
2.Flexibilität des Testgerätes, alle Betriebsmodi eines Gerätetyps prüfen zu können,
3.leichte Transportierbarkeit,
4.einfache Handhabung,
5.schnelle und einfache Dokumentation der Prüfergebnisse.

Hierbei beinhaltet die Forderung nach Flexibilität auch die Forderung nach technisch
einfacher und möglichst guter Simulation des Patienten bzw. Anwenders, soweit dies
erforderlich ist.

Im folgenden sollen die realisierten Simulationen aus drei Bereichen aufgezeigt werden.

1. Simulation des Menschen als elektrischer Widerstand

In der einfachsten Ersatzschaltung kann der Hautwiderstand als Parallelschaltung eines
Widerstands mit einer Kapazität und dazu in Serie geschaltetem Widerstand
beschrieben werden.
Dabei stellt die Parallelschaltung die Epidermis und der Serienwiderstand das
subkutane Gewebe dar. Technisch ist diese Schaltung als Tiefpaß aufzufassen.
Die Werte für Widerstände und Kondensator sind keineswegs konstant, sondern von
vielen Größen beeinflußt, wie z.B. der Stromdichten an der Applikationsstelle sowie
von den momentanen physiologischen Gegebenheiten der Patientenhaut
(Schweißbildung, Durchblutung, etc.).
Für die Simulation des Hautwiderstands wird lediglich die stromdichten- und frequenzrichtige Dimensionierung vorgenommen. Hierzu seien zwei Beispiele aufgezeigt:

- Simulation des Hautwiderstands in der Prüfung der elektrischen
  Sicherheit (VDE 0750):

Die alleinige Parallelschaltung eines 1 kΩ Widerstands mit einer Kapazität 15 μF
sorgt für die frequenzrichtige Simulation als Tiefpaß erster Ordnung, der bis zur Grenz-
frequenz von 67 Hz als rein ohmsche Last erscheint. Sie wird für die Ableitstrom- und
Patientenhilfsstrommessung bei der Prüfung der elektrischen Sicherheit benutzt.
Beispiel für ein ausgeführtes Testgerät ist der Rigel-Koffer.

- Simulation des elektrischen Widerstands bei der Prüfung von
  Defibrillatoren.

Die Simulation des elektrischen Widerstands bei der Defibrillation erschöpft sich in einem ohmschen Widerstand mit 50 Ω. Verantwortlich für den geringen ohmschen Widerstand sind:

- hohe Stromdichten (bis zu 500 mA/cm^2),
- hohe Stromanstiegsgeschwindigkeit,
- Durchschlag des subkutanen Gewebes und
- gute Einkopplung durch Elektrodengel.

Als Beispiel für ein ausgeführtes Testgerät sei der Defi-Tester DC 50 genannt, der am Institut für Feinwerktechnik und Biomedizinische Technik entwickelt wurde.
In diesem Gerät dient die Abgabe von Dreiecksimpulsen der Synchronisation des Defibrillators und Messung der Verzögerungszeit. Die Impulse können über die Anschlußplatten sowie drei Bananenbuchsen abgegriffen werden. Hier wird also die rein passive Widerstandssimulation mit einer aktiven Generierung eines Biosignals gekoppelt.

2. Simulation des menschlichen Blutdrucks

Der zeitliche Verlauf des menschlichen Blutdrucks ist an den verschiedenen Orten des Gefäßsystems durchaus bekannt. Exakte Messungen sind mit sogenannten Tip-Kathetern möglich.
Im Routinebetrieb werden jedoch aus Kostengründen externe Druckaufnehmer verwendet, die über einen Katheter mit dem Blut hydraulisch in Verbindung stehen. Entscheidender Nachteil dieser externen Systeme ist die Schwingfähigkeit und das Resonanzverhalten bei relativ niedrigen Frequenzen. Wesentlichen Anteil am Resonanzverhalten haben die Katheter und Zuleitungsschläuche, so daß nicht nur der Soll-/Istwertvergleich beim Testen eines Blutdruckmonitors, sondern auch die Bestimmung des Übertragungsverhaltens bei verschiedenen Systemkonfigurationen mittels eines Blutdrucksimulators von Bedeutung ist.
Als bekanntes Gerät sei der Blood-Pressure-Systems-Calibrator von BioTek genannt, der 12 Kalibrierdrücke und 10 verschiedene Blutdruckkurven hydraulisch simulieren kann. Über einen externen Eingang können elektrisch Druckkurven vorgegeben werden.
Zur Bestimmung des Übertragungsverhaltens ist der Simulator Bestandteil eines Standardversuchsaufbaus.

Die Prüfung von Infusions- und Infusionsspritzenpumpen geschieht in aller Regel gravimetrisch. Dabei wird auf die Simulation des Blutdrucks und des dynamischen Druckabfalls an der Kanüle verzichtet. Mittlerweile steht ein Testgerät von der Fa. Gerb zur Verfügung, das mit einem konstanten Druck von 300 mmHg dem Flüssigkeitsstrom entgegenwirkt. Das Gerät ermöglicht neben der Messung der Fördergenauigkeit die Messung des Abschaltdrucks und des Bolusvolumens.

3. Simulation der menschlichen Lunge

Die Simulation der menschlichen Lunge war in den letzten Jahren Gegenstand vieler Projekte. Ein Lungensimulator, der die Ansprüche einer vollständigen Funktions- kontrolle erfüllt und dabei tragbar und für eine Sicherheitstechnische Kontrolle wirt- schaftlich einsetzbar ist, fehlt jedoch bisher.

Drei grundsätzliche Simulationsaspekte sind zu unterscheiden:

1.Die mechanische Simulation von Resistance und Compliance,
2.die thermodynamische Simulation von Temperatur und Befeuchtung des
   Atemgases und
3.die Simulation von CO_2-Produktion und O_2-Verbrauch.

Für die Funktionsprüfung von Beatmungsgeräten ist lediglich die mechanische Simulation von Bedeutung. Hinzu kommen integrierte Meßsensoren, die einen Soll- /Istwertverleich ermöglichen sowie Vorrichtungen zur Simulation von Fehlern.

Der typische mechanische Lungensimulator, z.B. LS 800 von Dräger, arbeitet passiv und ist durch die technische Nachbildung von Resistance und Compliance gekenn- zeichnet. Ein Simulator zur Prüfung der Funktionsfähigkeit muß darüber hinaus aktiv arbeiten können, d.h. spontane Atemzüge oder zumindest einen Triggerdruck vorgeben können.
Die notwendige Meßtechnik umfaßt primär die Meßgrößen Flow, Munddruck und Sauerstoffgehalt. Hieraus lassen sich die zeitabhängigen Größen, wie Volumen (Zug- und Atemminutenvolumen), I:E-Verhältnis, Frequenz, Plateauzeit, sowie die druckver- laufkennzeichnenden Werte, wie Spitzen-, Plateau-, Trigger- und endexspiratorischer Druck, ermitteln. Die genannten Werte stehen als angezeigte Sollwerte zum Vergleich zur Verfügung.

Das Testsystem wird vervollständigt durch eine Reihe von Fehlersimulationen:

- Netzausfall,

- Gasdruckabfall,

- Leckage im Simulator

- Stenose im Simulator.

Das Beatmungsgerät reagiert auf diese Fehler mit den entsprechenden Alarmen.

Insbesondere die aktiven Eigenschaften eines solchen Simulators führten zur Aufgabe des Konzepts "Beate", das vor zwei Jahren vorgestellt wurde, und zur Neukonzeptionierung von "Beate II".

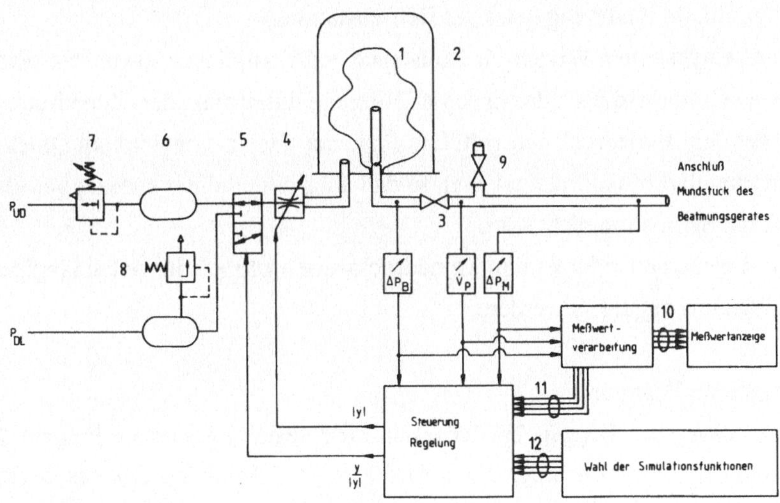

Abb.1: Prinzipsskizze zum Lungensimulationssystem Beate II

Der Simulator soll nach dem "Bag-in-Bottle"-Prinzip in reziproker Weise funktionieren. Der sogenannte Bottle (2), ein druckfester Behälter, beinhaltet einen sogenannten Bag (1), einen flexiblen gasundurchlässigen Beutel, der den Behälter in zwei veränderliche Volumenteile trennt. Das strömungstechnische System, das den Bag mit dem Beatmungsgerät verbindet, wird als Primärsystem und das System, das den Bottle mit der Druck- und Unterdruckquelle verbindet, als Sekundärsystem bezeichnet. Der vom Beatmungsgerät zugeführte "primäre" Volumenstrom gelangt über einen Strömungskanal, der mit einem Drucksensor und einem Volumenstromsensor bestückt ist, über einen Strömungswiderstand (3) in den Bag. Ein zweiter Strömungskanal führt von der Druck- bzw. Unterdruckquelle über ein Umschaltventil (5) und ein Dosierventil (4) in den Behälter außerhalb des Bag (Sekundärvolumenstrom).

Die regelungstechnische Seite umfaßt die Sensoren für Flow, Munddruck und Bottledruck sowie die Eingabe der charakterisierenden Simulationsfunktion. Sie greifen auf
einen Regler zu, der je nach gewählter Simulationsfunktion den Bottle- bzw. Munddruck regelt.

Die grundlegende Eigenschaft des Systems beruht auf der Tatsache, daß die Differenz
zwischen Primär- und Sekundärvolumen zu einer Druckänderung im Bottle führt, die
über die Eigencompliance des Systems berechenbar ist. Bei einem Bottlevolumen von 3
Litern (Kinderbeutel 1 Liter) beträgt sie isotherm betrachtet 3 ml/mbar (1 ml/mbar).

Folgende Simulationsfunktionen können somit durchgeführt werden:

1. Kontrollierte Beatmung (passiver Betriebsmodus)

Aus den eingestellten Werten für Resistance und Compliance sowie dem gemessenen
Volumenstrom wird nach der linearen Differentialgleichung der Munddruck berechnet
und über den Bottledruck geregelt. Das Ende der Exspiration wird bei Druckgleichheit
von Bottle- und Munddruck erkannt, so daß auch ein erhöhter endexspiratorischer
Druck die Simulation nicht stört.

Aus den gemessenen Flow- und Munddruckwerten können die zeitabhängigen Größen
berechnet und angezeigt werden.

2. Assistierte Beatmung

Zur Auslösung des Triggers bei der assistierten Beatmung wird am Eingang (Mund) ein
geregelter Unterdruck erzeugt. Nach Auslösung des Atemzugs fällt das Gerät in den
passiven Betriebsmodus. Der Unterdruck wird durch Verbinden des Bottles mit der
Unterdruckquelle erzeugt. Umschaltkriterium ist der Druckanstieg am Mund. Bei
Flowtriggerung wird ein Spontanatmungsflow erzeugt, der sich aus der Eigencompliance des Systems annähernd berechnen läßt.

3. Spontanatmung

Durch Erzeugen eines sinusförmigen Druckverlaufs im Bottle wird die Spontanatmung
simuliert. Die Druckamplitude sowie die Frequenz können vorgegeben werden. Zum
Druckverlauf wird der Munddruck bei Druckausgleich addiert, so daß auch hier die
Einstellung eines erhöhten endexspiratorischen Drucks möglich ist.

Für die Betriebsmodi Flow- bzw. Druckunterstützung soll der Simulator die Druckamplitude so wählen, daß ein vorgewähltes Zugvolumen erreicht wird. Bis der
Simulator den entsprechenden Druck gefunden hat, sind mehrere Atemzüge notwendig.

4. Mischformen

Für die Funktionsprüfung der Mischformen soll der Simulator aktiv arbeiten. Durch Wahl eines Atemminutenvolumens bzw. einer Atemfrequenz unterhalb der am Beatmungsgerät eingestellten Werte wird der Respirator zur Reaktion gezwungen. Der Simulator bemerkt den maschinellen Atemzug durch den erhöhten Volumenstrom und fällt in den passiven Betriebsmodus.

5. Neonatenbeatmung

Um auch kleinste Beatmungsvolumina messen zu können, wird ein hoher statischer Druck im Bottle erzeugt und somit ein volumenkonstanter Primärteil dargestellt. Die Beatmung erfolgt nun als isotherme Zustandsänderung, und das zugeführte Volumen kann aus der Druckänderung über einen Faktor berechnet werden.

Durch die genannten Betriebsmodi können alle notwendigen Größen ermittelt werden. Zusätzlich können Energiebilanzen gezogen sowie inspiratorische und exspiratorische Resistance bei Spontanatmung festgestellt werden.

Das System wird durch Fehlersimulatoren ergänzt.

Folgende Daten sollen für den Simulator gelten:

Atemzugvolumen:	0 bis 2500 ml
Atemfrequenz:	0 bis 40 min^{-1}
Triggerpegel:	0 bis 10 mbar bzw. 0 bis 350 ml/s
Compliance:	3 bis 100 ml/mbar
Resistance:	5 bis 100 mbar/l/s

Das Gerät wird in Zusammenarbeit mit der Industrie entwickelt und soll in Berlin gefertigt werden.

68

Literaturverzeichnis:

[1] Boenick, U., Matzek, F.: BEATE - Ein neues Funktionstestgerät für die Sicherheitstechnische Prüfung von Beatmungsgeräten Biomedizinische Technik 11/1988, S.
271-274

[2].Grundsätze für die Sicherheitstechnische Prüfung nach § 22.2 der Medizingeräteverordnung (MedGV). Bundesministerium für Arbeit und Sozialordnung, Bonn, 1987

[3] Meyer-Waarden, K.: Bioelektrische Signale und ihre Ableitverfahren Schattauer;
Stuttgart, New York, 1985

[4] VDE-Norm 0750, Teil 1/05.82 Sicherheit elektromedizinischer Geräte; Allgemeine
Festlegungen. VDE-Verlag Berlin, 1982

Simulation des Stoffwechsels

M. Adolph, J. Eckart, K. Voll

Sauerstoffverbrauch und Kohlendioxydproduktion sind die beiden führenden Parameter zur globalen Beurteilung des oxydativen Stoffwechsels im menschlichen Organismus. Der meßtechnischen Erfassung dieser beiden Parameter wird in den letzten Jahren erneut ein besonderes Interesse entgegengebracht, da sie sowohl eine exakte Ermittlung des Energieverbrauchs als auch eine Abschätzung der Art und Menge der vorwiegend oxydierten Energieträger erlauben. Dies erklärt, weshalb die nicht-invasive Methode der sog. "Indirekten Kalorimetrie" speziell bei kritisch kranken Patienten, die meist künstlich ernährt werden müssen, zunehmend an Bedeutung gewinnt. Im Zusammenspiel mit den labormäßig erfaßten Substratparametern im Serum und Urin kommt man mit Hilfe von Sauerstoffverbrauch und Kohlendioxydproduktion einer optimierten Steuerung der enteralen oder parenteralen Ernährung bezüglich Gesamtenergiezufuhr und prozentualer Zusammensetzung der zugeführten Energieträger einen deutlichen Schritt näher [4, 5, 8]

In der Literatur wurden zunächst labormäßige Versuchsaufbauten beschrieben, die technisch kompliziert und meist nur mit erheblichem personellen Aufwand zu betreiben waren, so daß ein problemloser Einsatz dieses Monitoringbausteins in der Routine als unmöglich schien [1]. Vermehrte Nachfrage veranlaßte in den letzten Jahren die Industrie, in zunehmendem Maße Gerätesysteme für die "Indirekte Kalorimetrie" auf dem Markt anzubieten, die bezüglich ihrer Ausstattung und Bedienbarkeit erheblich voneinander differieren [4, 10, 11, 14, 22, 23] So gilt es zu unterscheiden, ob nur der Parameter Sauerstoffverbrauch angeboten wird, oder aber in Kombination mit der Erfassung der Kohlendioxydproduktion die Berechnung des Respiratorischen Quotienten möglich ist. Darüber hinaus gilt es, die Kombinierbarkeit mit handelsüblichen Beatmungsgeräten zu beurteilen, d.h. "stand-alone-System" oder feste, ausschließliche Zuordnung zu einem bestimmten Ventilator. Ebenso wichtig ist die technisch realisierbare Meßdauer, sprich kontinuierlich bzw. punktuell sowie die Frage nach Meßmöglichkeiten bei Spontanatmungsverfahren, wie IMV, Pressure Support oder CPAP. Besonders sei an dieser Stelle auf die Möglichkeit einiger Meßplätze hingewiesen, die bei spontanatmenden, extubierten Patienten mittels eines "canopy"-ähnlichen Systems eine Weiterverfolgung von O_2-Verbrauch und CO_2-Produktion erlauben [4, 16].

Während die rasante Entwicklung der Mikroprozessorelektronik bei der Aufnahme, Speicherung und Weiterverarbeitung primär erhobener Meßsignale kaum noch Wünsche offen läßt, ist die Technologie der Sensoren, die Gaskonzentrationen [2] bzw. Flowsignale [3] zu messen haben, scheinbar nur unwesentlich vorangetrieben worden [12, 15]. So ist es zu verstehen, daß Meßaufbauten für die indirekte Kalorimetrie bezüglich Genauigkeit, Stabilität bzw. Driftverhalten engmaschig überwacht bzw. kalibriert werden müssen.

Hierzu bieten sich Eichgase mit definierten Konzentrationen und Mischverhältnissen an, die allerdings nur Ein- bzw. Zweipunktkalibrationen einzelner Parameter zulassen. Sehr viel komplexer ist der Aufwand für Überprüfung und Justierung von Flowsensoren [3]. Trotz dieses nicht unerheblichen Aufwandes bleibt die Überprüfung eines Meßaufbaues "Indirekte Kalorimetrie" nur bruchstückhaft, da mit den erwähnten Einzelkomponenten keinesfalls die geschlossene Meßkette bis hin zu den eigentlich gewünschten Zielparametern einer umfassenden Kontrolle unterzogen werden kann [18].

Aus diesem Grunde erscheint es sinnvoll, mittels eines "Simulationsverfahrens" einen "künstlichen" Stoffwechsel zu erzeugen, d.h. in einem geschlossenen System definierte Werte für Sauerstoffverbrauch und Kohlendioxydproduktion, wenn möglich in einem bestimmten Verhältnis zueinander, zu generieren. Im folgenden sollen nun verschiedene Simulationsverfahren eingehend diskutiert und kritisch miteinander verglichen werden. Dabei gilt es zunächst, zwischen den beiden generellen Richtungen der Simulationsmethoden zu unterscheiden, nämlich solchen, die sich einer definierten Gaszufuhr bedienen, und jenen, die sich die Verbrennung flüssiger oder gasförmiger Stoffe zunutze machen.

Definierte Gaszufuhr bedeutet, Simulation des Sauerstoffverbrauches durch Stickstoffverdünnung und Erzeugung der Kohlendioxydproduktion durch additive Zugabe von Kohlendioxyd in ein von einem Ventilator "beatmetes" Lungenmodell.

Ein möglicher, im eigenen Arbeitsbereich entwickelter Aufbau für dieses Simulationsverfahren ist in Abbildung 1 schematisch skizziert.

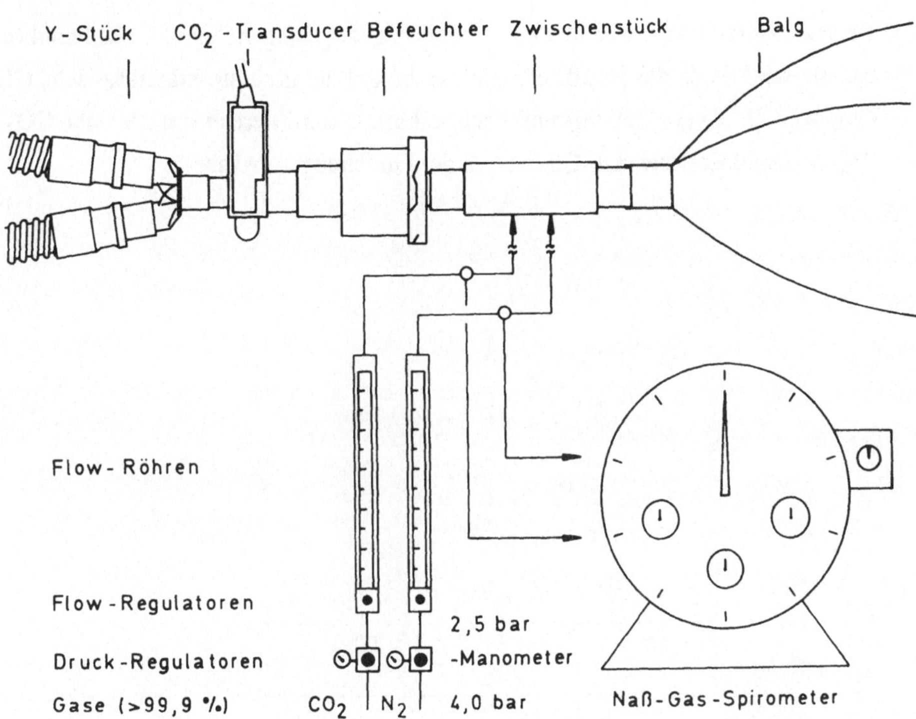

Abb.1: Schematischer Aufbau der N_2-Dilutions- und CO_2-Additions-Methode

Ein Ventilator beatmet im kontrollierten Modus eine über ein normales Patienten-
schlauchsystem konnektierte Prüflunge, wobei je nach gewünschter Modifikation CO_2-
Transducer sowie Wärme- und Feuchtigkeitsaustauscher, sprich künstliche Nase, in
Serie geschaltet werden können. Unmittelbar vor der Prüflunge wird dem Beatmungsvolumen über zwei getrennte Einlaßwege reines Stickstoff- und Kohlendioxydgas
(Reinheitsgrad > 99,9 %) in einer vorher genau einjustierten Menge insuffliert. Dafür
sind je ein Druckregler und Druckmanometer notwendig, die den Flaschenvordruck von
4,0 auf 2,5 bar absenken. Anschließend werden die gewünschten Flowgeschwindig-
keiten mit gasspezifischen Flow-Reglern und -Röhren, die hochauflösende Präzision
bieten, genau eingepegelt (Firma Brooks Instruments Division, Emerson Electric
Comp., Hatfield, Pennsylvania, USA). Da sich aus den eingestellten Flow-Geschwin-
digkeiten die für die Simulation bzw. Kalibration essentiellen Volumina ergeben, werden diese mit Hilfe eines Naß-Gas-Spirometers vom Typ "L-1" (Firma Wohlgroth AG,

Zürich, Schweiz) und einer Stoppuhr exakt ermittelt. Ziel ist es, durch die zugeführten Gasmengen dem oxydativen Stoffwechsel beatmeter Patienten möglichst nahekommende Verhältnisse zu simulieren, d.h. die Überprüfung respektive Eichung innerhalb der natürlichen, klinisch relevanten Meßbereiche vornehmen zu können.

Da das inspiratorische Gas einen vernachlässigbar geringen Anteil an Kohlendioxyd enthält, wird durch das insufflierte Kohlendioxyd der gesamte exspiratorische CO_2-Output (z. B. V_{CO2} = 250 ml/min) nachgeahmt. Das mittlere exspiratorische CO_2 (F_{eCO2}) ergibt sich aus dem Quotienten der Gleichung 1 in Tabelle I.

$$1) \quad F_{E_{CO_2}} \quad = \quad \frac{\dot{V}_{CO_2}}{\dot{V}_I + \dot{V}}$$

$$2) \quad F_{E_{O_2}} \quad = \quad \frac{\dot{V}_I F_{I_{O_2}}}{\dot{V}_I + \dot{V}}$$

$$3) \quad RQ \quad = \quad \frac{1 - F_{I_{O_2}}}{F_{I_{O_2}}} \cdot \frac{\dot{V}_{CO_2}}{\dot{V}_{N_2}}$$

$$4) \quad \dot{V}_{O_2} \quad = \quad \frac{(\dot{V}_I + \dot{V}_{N_2} + \dot{V}_{CO_2})(F_{I_{O_2}} - F_{E_{O_2}})}{1 - F_{I_{O_2}}(1 - RQ)}$$

$\dot{V}_I$ BEATMUNGSVOLUMEN DES " SERVO - VENTILATOR 900 "

$\dot{V}_{N_2}$ ZUGEFÜHRTES STICKSTOFF - VOLUMEN

$\dot{V}_{CO_2}$ ZUGEFÜHRTES KOHLENDIOXYD - VOLUMEN $\dot{V} = \dot{V}_{N_2} + \dot{V}_{CO_2}$

$\dot{V}_T$ GESAMTES EXSPIRATORISCHES VOLUMEN $\dot{V}_T = \dot{V}_I + \dot{V}_{N_2} + \dot{V}_{CO_2}$

Tab.1:   Berechnungen während Anwendung der N_2-Dilutions- und CO_2-Additionsmethode

Dabei gilt es zu berücksichtigen, daß sich das vom Beatmungsgerät gelieferte Volumen (V_I) um die zugeführten Volumenanteile Stickstoff (V_{N2}) und Kohlendioxyd (V_{CO2}) vergrößert. Durch das via Bypass applizierte Stickstoffvolumen (z.B. V_{N2} = 1,1 l/min) wird im exspiratorischen Schenkel eine Verdünnung erzielt, die zu einem Absinken der Gaskonzentration und somit zu einer realistischen exspiratorischen Sauerstoffkonzentration (F_{eO2}) (Gleichung 2, Tabelle I) führt, welche automatisch in die Berechnung des Sauerstoffverbrauches einfließt (z.B. V_{O2} = 291 ml/min). Setzt man die Quotienten für Fe_{CO2} und Fe_{O2} in die von Otis [19] vorgeschlagenen Formeln ein (Tabelle II), so ergibt sich nach mathematischer Umformung eine übersichtliche RQ-Formel, die Abhängigkeit von den drei Parametern inspiratorische Sauerstoffkonzentration (Fi_{O2}) sowie zugeführte Stickstoff (V_{N2})- und Kohlendioxyd (V_{CO2})-Volumina zeigt (Gleichung 3, Tabelle I).

Die Berechnung des Sauerstoffverbrauches fällt unter Anwendung der von Otis [19] angegebenen, korrigierten Formel (Tabelle II) etwas komplexer aus.

S A U E R S T O F F V E R B R A U C H

$$\dot{V}O_{2 \text{KORR.}} = \frac{\dot{V}_E \left(FI_{O_2} - FE_{O_2} \right)}{1 - FI_{O_2} \left(1 - RQ \right)}$$

R E S P I R A T O R I S C H E R   Q U O T I E N T

$$RQ = \frac{\left(1 - FI_{O_2} \right) FE_{CO_2}}{\left(1 - FE_{CO_2} \right) FI_{O_2} - FE_{O_2}}$$

Tab.2: Berechnungsformeln für O_2-Verbrauch und RQ nach [19]

Neben dem am Ventilator eingestellten Beatmungsvolumen und der zugeführten Stickstoff- und Kohlendioxydvolumina nehmen die in- und exspiratorischen Sauerstoffkonzentrationen (Fi_{O2} und Fe_{O2}) ebenso Einfluß auf das Ergebnis wie der RQ (Gleichung 4, Tabelle I).

Die Technik der Stickstoff-Dilution und Kohlendioxyd-Addition zur Simulation des Stoffwechsels wurde von verschiedenen Arbeitsgruppen aufgegriffen und teilweise mit erheblichem Aufwand modifiziert.

Semsroth und Mitarbeiter [20, 21] konzipierten ihr pneumatisches Stoffwechselmodell der Lunge mit den Zielen, einerseits O_2-Aufnahme und CO_2-Abgabe voneinander

74

unabhängig einstellbar zu realisieren und somit jeden beliebigen respiratorischen
Quotienten vorwählen zu können und andererseits die Volumenbilanzen an die am
Patienten tatsächlich zu erwartenden Verhältnisse zu adaptieren.

Die prinzipielle Funktion ergibt sich aus Abbildung 2.

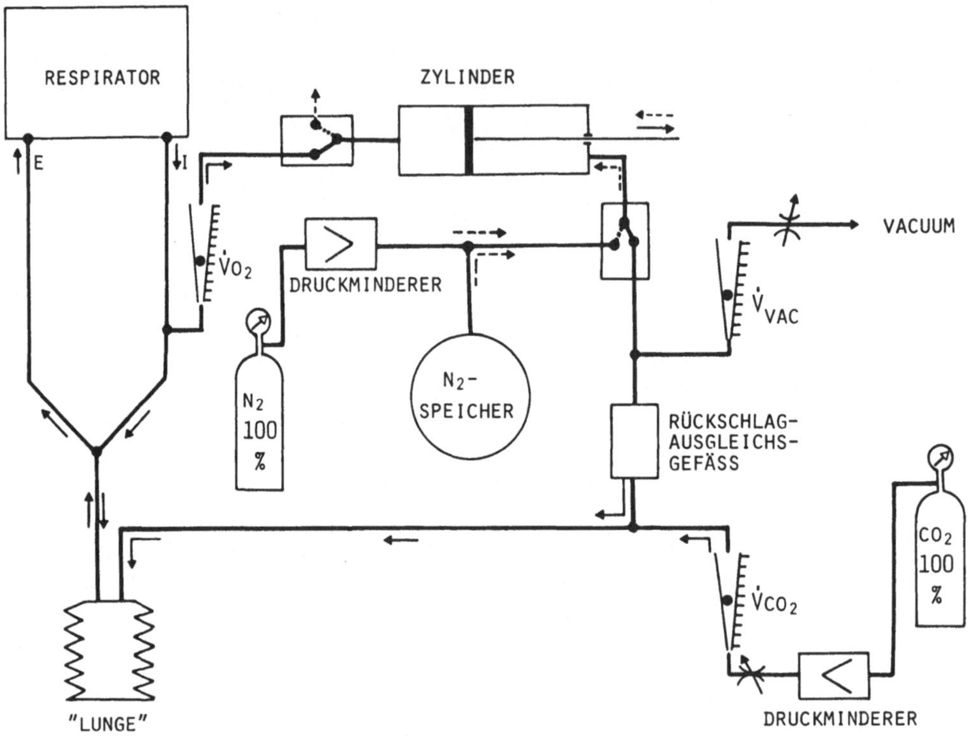

Abb.2: Aufbau und Funktion eines pneumatischen Stoffwechsel-Lungenmodells
        nach [21]

Ein gasdichter Zylinder, der Gas aus dem Inspirationsschenkel des Beatmungssystems
aspiriert, entnimmt eine seiner Absauggeschwindigkeit entsprechende Menge an Sauerstoff (V_{O2}). An seiner Rückseite ist dieser doppelt wirkende Zylinder mit reinem Stick-
stoffgas gefüllt, welches mit identischer Verdrängungsrate dem Exspirationsteil des
Beatmungssystems zurückgeführt wird. Vor der Rückführung wird dem Stickstoff
reines Kohlendioxyd in der gewünschten Dosierung (V_{CO2}) beigemischt. Der durch
diese Zumischung entstehende Volumenfehler wird ausgeglichen, indem ein Teil des
zugeführten Stickstoffs über eine Dosierung in das Wandvakuum abgesaugt wird. Bei
einem RQ von 1,0 entspricht diese Absaugung der vorgewählten CO_2-Exspiration. Für

RQ-Werte ungleich 1,0 wird über ein Computerprogramm die sich zusätzlich ergebende Diskrepanz zwischen inspiriertem und exspiriertem Volumen durch entsprechende Korrektur des evakuierten Volumens berücksichtigt.

Bedingt durch das endliche Volumen des Zylinders erfolgt, nachdem die Endlage erreicht ist, ein rascher Rücklauf des Kolbens in die Ausgangsposition. Dabei wird die Rückseite des Zylinders erneut mit reinem Stickstoff gefüllt und das abgesaugte Gas in die Umgebung ausgeblasen. Die gewünschten Absaugraten werden über in den jeweiligen Zweig eingeschaltete Präzisions-Durchflußmesser eingestellt, wobei Viskositätsfehler, bedingt durch unterschiedliche inspiratorische Sauerstoffkonzentrationen (Fi_{O2}) korrigiert werden.

Obwohl Braun und Mitarbeiter [9] ebenfalls die Technik der N_2-Dilution und CO_2-Addition anwenden, beschreiten sie dennoch bei ihrem beatmeten Lungenmodell einen etwas anderen Weg (Abb. 3), der offensichtlich auf Kalorimetriesysteme der Mischkammergeneration zugeschnitten ist.

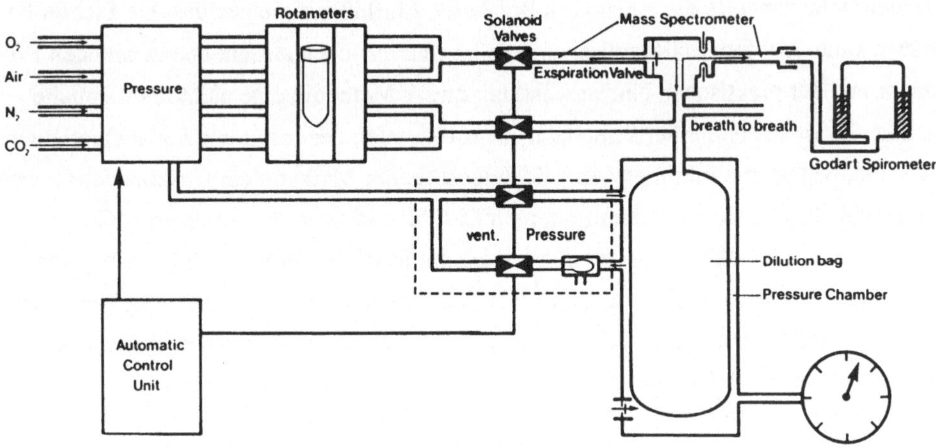

Abb.3: Funktionsprinzip eines beatmeten Lungenmodells nach [9]

In den Aufbau integriert sind exakt kalibrierte Rotameter, ein Beatmungsbeutel, eine Druckkammer sowie diverse mechanische und magnetische Ventile. Die Rotameter stehen unter konstantem Druck, um reproduzierbare Flußraten erzeugen zu können. Die inspiratorischen Gase (O_2/Luft) werden mit variablen Mengen von N_2 und CO_2 verdünnt. Nach erfolgter Verdünnung im Beutel werden die Gase über das Ausatmungs-

ventil in das zu prüfende Instrument abgegeben, wogegen während des Exspirations-
zyklus das durch die Rotameter fließende Gas frei in die Umgebungsluft geleitet wird.
Der Atemzyklus und die Verdünnungszeit werden mit einem programmierbaren Pro-
zessor gesteuert, die Einmischzeit während der Inspiration wird unter dem Gesichtspunkt einer effektiven Gasmischung optimiert.

Fi_{O2} sowie gemischte Fe_{O2} und Fe_{CO2} werden mit Hilfe eines Massenspektrometers
analysiert, das ausgeatmete Volumen (V_E) über ein Naßgasspirometer exakt ermittelt.
V_{O2} und V_{CO2} werden entsprechend der gemessenen Werte berechnet, wobei auch die
Temperatur im Naßgasspirometer als Korrekturgröße erfaßt wird. Atemfrequenz,
Atemminutenvolumen, inspiratorische Sauerstoffkonzentration, Beatmungsdruck,
Sauerstoffverbrauch, Kohlendioxydproduktion sowie respiratorischer Quotient können
entsprechend der Situation des zu simulierenden erwachsenen Intensivpatienten variiert
werden.

Den vorgestellten, im Ansatz leicht differierenden Ansätzen der N_2-Dilution und CO_2-
Addition zur Stoffwechselsimulation haftet die gemeinsame Problematik an, daß jede
weitere Flow-Messung, Ventilsteuerung und Pumpenmechanik eine neue, zusätzliche
Fehlerquelle darstellt, die einen verfälschenden Einfluß auf die gewünschte Eichgröße
haben kann. Insofern klafft zwischen dem im theoretischen Ansatz überzeugenden Eindruck und der praktischen Nutzanwendung dieser Methodik eine nicht unerhebliche
Lücke. So ist aus Fehlerberechnungen zur Kalkulation des respiratorischen Quotienten
bekannt, daß bereits minimale Abweichungen bei der Messung der Gaskonzentrationen
zu erheblichen Fehlern bei dem Endergebnis führen können. Im Sinne einer Gesamt-
würdigung dieses Simulationsverfahrens scheint an dieser Stelle die Schlußfolgerung
erlaubt zu sein, die vorgestellte Dilutions-/Additions-Technik so aufwendig wie nötig
und so einfach wie möglich, d.h. mit möglichst wenigen mechanischen Teilen und
Konnektionen zu realisieren.

Den oxydativen Stoffwechsel des menschlichen Organismus in einem umfassenden und
dennoch praktikablen Simulationsverfahren möglichst naturgetreu nachahmen und
somit gleichzeitig ein zuverlässiges Eichverfahren der Routine zur Verfügung stellen zu
können, kommt die Verbrennung flüssiger [2, 13] oder gasförmiger Stoffe recht nahe.
Dabei unterscheiden sich die zur Diskussion stehenden flüssigen und gasförmigen
Stoffe hinsichtlich ihrer Stöchiometrie, Verfügbarkeit, Sicherheit respektive

Gefährdung und somit ihrer technischen Handhabbarkeit zum Teil erheblich. Der grundsätzliche Aufbau der für eine Verbrennung geeigneten Simulatoren ist allerdings sehr ähnlich.

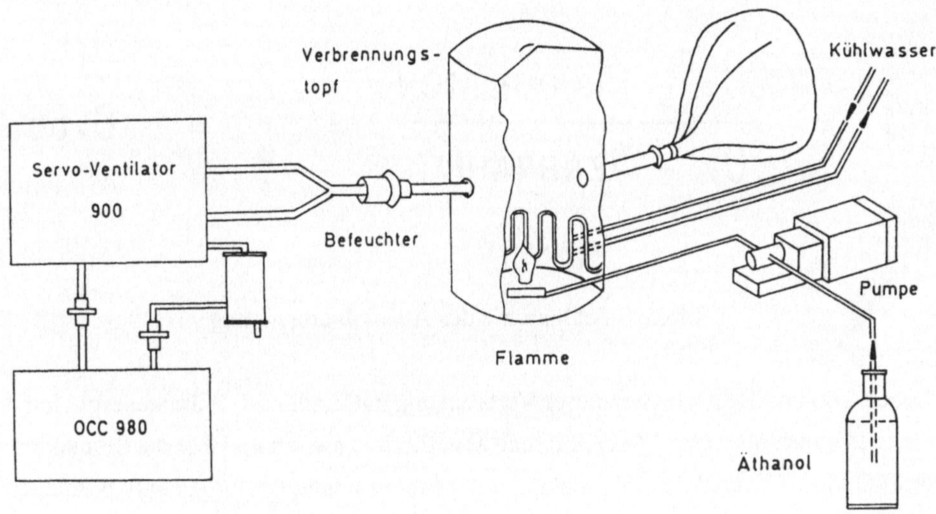

Abb.4: Stoffwechselsimulation mit Hilfe der Alkoholverbrennung

Abbildung 4 gibt zunächst den schematischen Aufbau für die Verbrennung flüssiger Stoffe wider. Angeschlossen an den Metallzylinder ist das Beatmungsgerät einschließlich der nachgeordneten, zu überprüfenden Meßapparatur für die indirekte Kalorimetrie. Die während der Beatmung notwendige Compliance wird durch einen mit dem inneren Zylindervolumen in Verbindung stehenden Gummiballon realisiert. In dem Metallzylinder können über einen speziellen Brenner Flüssigkeiten mit bekannten respiratorischen Quotienten verbrannt werden, beispielsweise Äthanol, welches nach der Stöchiometrie einen RQ von 0,66 (Tabelle III) aufweist.

Ä T H A N O L - V E R B R E N N U N G

$$C_2H_5OH \ + \ 3O_2 \ \longrightarrow \ 2CO_2 \ + \ 3H_2O \ + \ E$$

$$RQ \ = \ \frac{CO_2 \ - \ \text{PRODUKTION}}{O_2 \ - \ \text{VERBRAUCH}} \ = \ \frac{2}{3} \ = \ 0{,}66$$

Tab.3: Stöchiometrie der Äthanolverbrennung

Neben CO_2 und H_2O wird bei dieser Verbrennung natürlich auch Wärmeenergie frei, die nach außen über eine Wasserkühlung abgeführt werden muß. Über die Simulation des RQ hinaus besteht die Möglichkeit, unter Einbeziehung der für Äthanol bekannten physikalischen Werte für Dichte, Molekulargewicht und Konzentration der verwendeten Lösung die absoluten Mengen des in der Flamme verbrauchten Sauerstoffes bzw. freigewordenen Kohlendioxydes genau zu berechnen. Da sich sowohl der verbrauchte Sauerstoff als auch das produzierte Kohlendioxyd im Sinne eines idealen Gases verhalten, ist ihr molares Volumen unter Standardbedingungen bekannt. Zwingende Voraussetzung ist allerdings, daß die dem Brenner zugeführte Flüssigkeit exakt pro Zeiteinheit mittels einer Präzisionspumpe transportiert wird. Genau an dieser Stelle greift die Hauptkritik an diesem Verfahren, da sowohl absolut kontinuierliche als auch dynamisch veränderbare Flüssigkeitsinjektionen in den Brennerraum mittels der kommerziell verfügbaren Pumpensysteme kaum zuverlässig realisiert werden können.

Im Zuge der Optimierung eines geeigneten Simulationsverfahrens für den oxydativen Stoffwechsel wurde im nächsten Entwicklungsschritt der Einsatz eines brennbaren

Gases erprobt. Dabei muß das zur Anwendung kommende Gas einige essentielle Voraussetzungen erfüllen:

- es sollte Kohlenstoff- und Wasserstoffatome in einem ausgewogenen Verhältnis, möglichst 1:1, enthalten;
- es darf keinesfalls toxisch oder kanzerogen wirken!
- bei der Verbrennung dürfen unter keinen Umständen giftige Abfallprodukte entstehen und
- es muß mit einem vertretbaren Aufwand verfügbar sein und in einem tolerablen Kostenrahmen bleiben.

Diese Voraussetzungen werden von Acetylen, einem Kohlenwasserstoffgas mit Dreifachbindung, weitgehend erfüllt [17]. Zusätzlich ergeben sich gegenüber der weiter oben dargestellten Alkoholverbrennung einige Vorteile, die kurz skizziert werden sollen [6]:

- Die molaren Mengen verbrauchten Sauerstoffes und produzierten Kohlendioxydes ergeben einen respiratorischen Quotienten von 0,8 (Tabelle IV), ein Wert, der innerhalb des humanphysiologischen Bereiches von 0,7 bis etwa 1,0 liegt. Somit ist eine wesentliche Forderung, nämlich Kalibration im Bereich des üblichen Meßumfanges, erfüllt.

ACETYLEN - VERBRENNUNG

$$2C_2H_2 \;+\; 5O_2 \;\longrightarrow\; 4CO_2 \;+\; 2H_2O \;+\; E$$

$$RQ \;=\; \frac{CO_2 - \text{PRODUKTION}}{O_2 - \text{VERBRAUCH}} \;=\; \frac{4}{5} \;=\; 0{,}8$$

Tab.4: Stöchiometrie der Acetylen-Verbrennung

- Die Flow-Konstanthaltung des der Verbrennung zuströmenden Acetylen-Gases kann durch elektronische Massenflußregler in hervorragender Qualität sichergestellt werden.

- Die Größe der konstanten Flowraten kann durch Präzisionsgasspirometer exakt ermittelt werden. Somit sind die Mengen des in der Flamme verbrauchten Sauerstoffes und freiwerdenden Kohlendioxydes genau zu berechnen und stehen neben dem RQ als Eichgröße zur Verfügung. Voraussetzung ist allerdings eine stöchiometrische Verbrennung, d.h. es darf durch eine evtl. ungleichmäßige Verbrennung weder Ruß noch Kohlenmonoxyd entstehen!

- Gegenüber der Alkoholverbrennung ergeben sich aufgrund technisch leichter zu realisierender Konstruktionsmöglichkeiten Vorteile, wie automatische Zündung und Flammenüberwachung zur Erhöhung der Betriebssicherheit.

Um einerseits die eben erwähnten Vorteile der Acetylenverbrennung sinnvoll zu nutzen und andererseits die Erfahrungen aus der Entwicklung der Äthanolverbrennung sinnvoll zu integrieren, wurde eine neue, modifizierte Einheit für die Acetylenverbrennung realisiert. Aufbau und Funktionsweise dieses "Metabolic Simulators" werden im folgenden ausführlich dargestellt (Abb. 5) [7]:

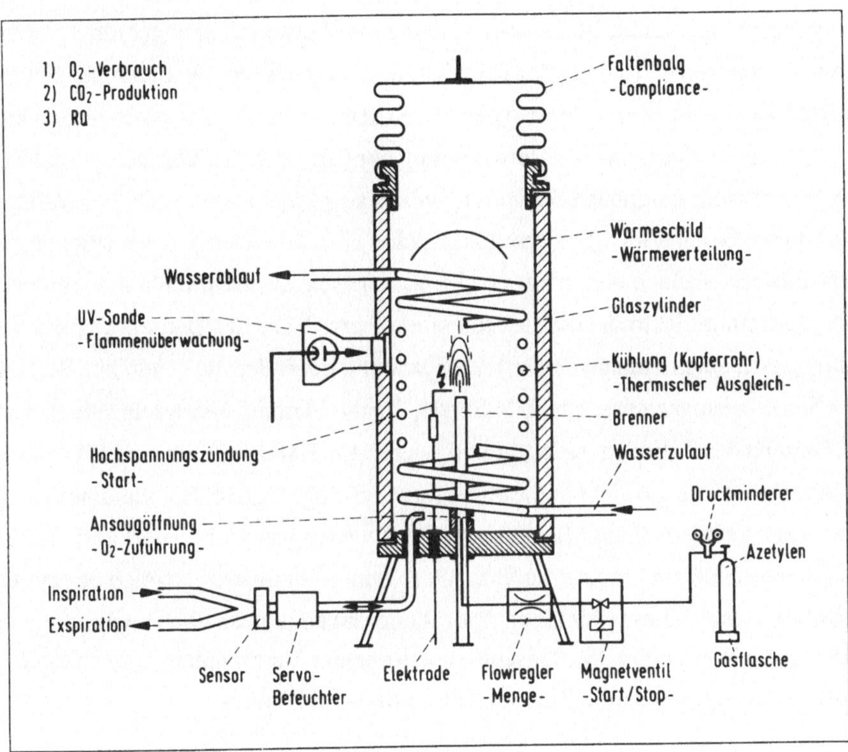

Abb.5: Schematischer Aufbau des Acetylen-Stoffwechselsimulators

Die Verbrennungskammer wird aus einem thermisch stabilen Glaszylinder gebildet, der am unteren Ende von einer Metallplatte abgeschlossen ist. Um die mechanische Funktion der Lunge soweit wie möglich nachzubilden, wurde auf das obere Ende des Zylinders ein Gummibalg direkt aufgesetzt, der durch Auswechslen eines Federsystems verschiedene Compliance-Werte vorgibt. Unterschiedliche Resistance-Werte können durch Zwischenschalten von Widerständen, die in strenger Anlehnung an die Normen des "American National Standard Institute" konstruiert sind, vor dem Eingang zu der Verbrennungskammer (Iso-Anschluß/Tubus) simuliert werden. Im Innenraum des "Metabolic Simulators" ist ein selbstansaugender Bunsenbrenner angeordnet, der den zur Verbrennung notwendigen Sauerstoff aus der Umgebungsluft innerhalb dieser "Lunge" entnimmt.

Der Bunsenbrenner wird über einen elektronischen Massen-Flow-Regler (Brocks Instruments Co., Hatfield, Pennsylfania, USA), ein Magnetventil und einen Druckminderer mit einer Acetylenflasche verbunden. Je nach Brennertyp und Eingangsdruck kann die Verbrennungsleistung beeinflußt werden. Die bei der Verbrennung freiwerdende Energie wird über eine großflächige Kühlschlange, angeschlossen an das normale Wasserleitungsnetz, aus dem Inneren des Simulators abgeleitet. Um diesen Vorgang zu optimieren, ist über der Flamme ein Wärmeschild angeordnet, welches zu einer homogenen Verteilung der freigesetzten Energie führt. Während der Entwicklungsphase durchgeführte Messungen mit Sauerstoff- und Temperatursonden konnten einwandfrei belegen, daß die Verwirbelung der Gase und der Wärme optimal ist, d.h. die Gefahr einer möglichen Schichtung völlig ausgeschlossen ist. Da bei der Entwicklung dieses Simulators u.a. Sicherheitsaspekte eine wesentliche Rolle spielten, wurden verschiedene Maßnahmen integriert. So wird beispielsweise die Flamme mittels einer Hochspannungselektrode, die sich in unmittelbarer Nähe des Bunsenbrenners befindet, automatisch durch Anlegen einer Hochspannung gezündet. Wesentlicher Bestandteil des Sicherheitspaketes ist eine UV-Sonde, die die Flamme überwacht. Sie ist an der Außenseite des Zylinders befestigt und "sieht" die Flamme durch eine UV-durchlässige Quarzscheibe, die gasdicht in die Zylinderwand eingefügt ist. Bei Flammenausfall wird über das bereits erwähnte Magnetventil die Acetylengaszufuhr sofort gesperrt. Der Respiratoranschluß am "Metabolic Simulator" erfolgt im unteren Bereich der zylinderförmigen Lunge. Diese räumliche Anordnung erscheint deshalb sinnvoll, da in diesem Bereich die Bohrungen des Bunsenbrenners den zur Verbrennung notwendigen Sauerstoff im Sinne des Venturi-Effektes selbst ansaugen können.

Elektrische und pneumatische Leitungen sind durch entsprechende Quetschverbindungen gasdicht in das Innere des "Metabolic Simulators" eingeführt. Weitere gasdichte Bohrungen sind vorgesehen, um z.B. mit Gassonden Konzentrationsmessungen durchführen zu können. Im Fußteil des Simulators sind Hochspannungstransformator, Magnetventil und die Steuereinheit untergebracht.

Das Beatmungsgerät mit dem angekoppelten und zu überprüfenden Sauerstoffverbrauchs-Meßplatz wird im unteren Teil am ISO-Anschluß mittels Y-Stück und künstlicher Nase angeschlossen. Nach Auslösen des Startvorganges wird zunächst das Magnetventil geöffnet und die Gaszufuhr für Acetylen freigegeben. Nach zwei Sekunden wird über den Hochspannungstransformator automatisch der Zündfunke für die Dauer von fünf Sekunden eingeschaltet und die Flamme gezündet. Die UV-Sonde übernimmt ab diesem Zeitpunkt die Flammenüberwachung. Kommt keine Flamme zustande, da beispielsweise die Gaszufuhr des Acetylens nicht korrekt erfolgt, dann wird automatisch über die Steuereinheit das Magnetventil geschlossen. Eine weitere Fehlermöglichkeit könnte sich durch ein zu geringes Ventilationsvolumen im Sinne eines zunehmenden Mangels an Sauerstoff in der Verbrennungskammer ergeben. Die lungenmechanischen Parameter des Simulators, wie beispielsweise Resistance und Compliance, entsprechen den physiologischen Werten eines Patienten.

Nach der eingehenden Schilderung des konstruktiven Aufbaues sowie der technischen Funktionsweise soll anhand zweier Meßbeispiele überzeugend demonstriert werden, daß dieses Verfahren sowohl die Lungenfunktion als auch den oxydativen Stoffwechsel patientennah zu simulieren vermag.

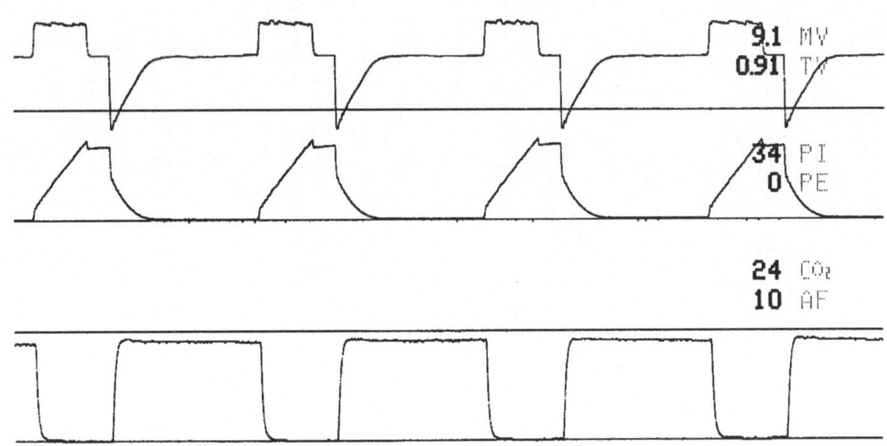

Abb.6: Flow- und Druckkurve sowie Kapnogramm während der Acetylenverbrennung
in beatmeten Simulator

Abbildung 6 zeigt die mit einem Mehrkanalschreiber während eines normalen Meß-zyklus registrierten Flow- und Druckkurven. In der untersten Spur ist zusätzlich das Kapnogramm aufgezeichnet. Am rechten Bildrand sind digital eingeblendet die Meß-werte für das Atemminuten- und Tidalvolumen, in- und endexspiratorischen Druck sowie endtidale CO_2-Konzentration und Atemfrequenz zu erkennen. Sowohl die

Kurven als auch die Meßwerte lassen normale, sprich physiologische, Verhältnisse in diesem Lungenmodell erkennen.

Die Simulationseigenschaften für unterschiedliche Stoffwechselverhältnisse sind der Abbildung 7 zu entnehmen.

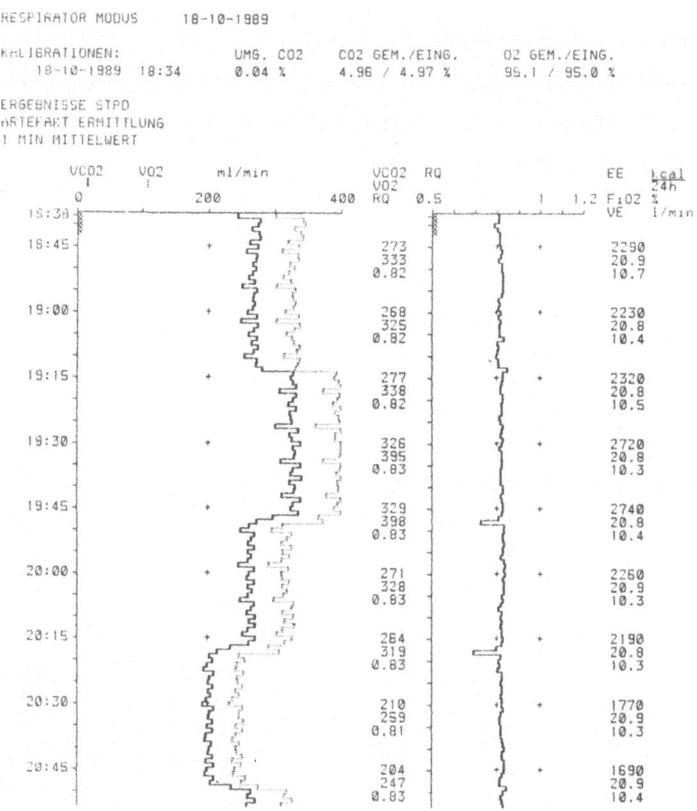

Abb.7: Registrierung von Kohlendioxydproduktion, Sauerstoffverbrauch und RQ während der Acetylenverbrennung

Mit Hilfe des "Deltatrax™ Metabolic Monitors" der Firma Datex (Helsinki/Finnland) wurden Sauerstoff- und Kohlendioxydkonzentrationen gemessen, weiter verrechnet und anschließend auf einem Drucker registriert. Als graphischer Trend sind aufgetragen die Kohlendioxydproduktion, der Sauerstoffverbrauch und der aus diesen beiden Parametern errechnete respiratorische Quotient. Zusätzlich werden diese drei genannten Parameter in fünfzehnminütlichen Abständen zahlenmäßig erfaßt. Ebenfalls ausgedruckt werden die auf 24 Stunden extrapolierten Werte für Energieverbrauch sowie die inspiratorische Sauerstoffkonzentration und das Atemminutenvolumen. Der respiratorische Quotient läßt während des gesamten Beobachtungszeitraumes einen relativ konstanten Wert erkennen, der entsprechend der Acetylenverbrennung bei 0,8 liegt. Demgegenüber zeigen Kohlendioxydproduktion und Sauerstoffverbrauch synchrone, stufenweise Veränderungen, die durch Steigerung respektive Drosselung der Acetylengaszufuhr bewußt gesteuert werden können. Dies ist ein weiterer, erwähnenswerter Vorteil dieses Stoffwechselmodells. Dank der elektronisch ansteuerbaren Massen-Fluß-Regler sind nicht nur statische Verhältnisse, sondern auch dynamische Stoffwechselprozesse simulierbar. Die in der Abbildung 7 sowohl in der CO_2-Produktion als auch in der O_2-Aufnahme gleichermaßen ausgeprägten minimalen Sprünge während der steady state-Phasen weisen rein zufällig auf einen vorher nicht erkannten Fehler in der Volumensteuerung des verwendeten Beatmungsgerätes hin.

Abschließend sollen die in dieser Übersicht behandelten Simulationsverfahren einer kurzen aber kritischen Bewertung unterzogen werden.

Mit Blick auf die Einstellbarkeit bzw. exakte Generierung von Kohlendioxydproduktion und Sauerstoffverbrauch weisen die Verfahren der N_2-Dilution und CO_2-Addition Vorteile gegenüber den Verbrennungsmethoden auf. Wie allerdings gezeigt werden konnte, kann es durch scheinbar minimale Abweichungen bei der Bestimmung der Gaskonzentrationen zu erheblichen Fehlberechnungen des respiratorischen Quotienten kommen. Dies ist die Domäne der Verbrennungsmethoden, da unter der Voraussetzung einer sauberen Verbrennung allein die Stöchiometrie über die Prüfgröße RQ entscheidet (Tabelle 5).

Stoffwechsel-Simulation
Verfahren

	CO2-Prod.	O2-Verbr.	RQ
N2-Dilution / CO2-Zufuhr	++	++	+
Verbrennung	+	+	++

Tab.5: Vergleich der Simulationsmethoden

Einschränkend muß allerdings festgehalten werden, daß dieser RQ-Wert nicht variierbar ist, eine Möglichkeit, die nur den Gas-Zufuhr-Verfahren offen ist. Bezüglich der Steuerbarkeit müssen die Gas-Dilutions- bzw. -Additions-Verfahren als gut eingestuft werden. Im Vergleich dazu ist die Alkoholverbrennung weniger exakt zu regeln. Besondere Vorteile läßt in diesem Punkt, wie eingehend gezeigt werden konnte, die Acetylenverbrennung erkennen. Während bei den Gaszumischungen trockene Verhältnisse vorliegen, komplettieren die Verbrennungsmethoden die Simulation des oxydativen Stoffwechsels durch Freisetzung von Wärme und Feuchtigkeit (Tabelle 6)

Stoffwechsel-Simulation
Verfahren

	RQ	Steuerbarkeit	H2O
N2-Dilution / CO2-Zufuhr	var.	++	trocken
Verbrennung			
- Äthanol	0,66	+	feucht
- Acetylen	0,80	+++	feucht

Tab.6: Gegenüberstellung der Simulationsmethoden

Die Vor- und Nachteile der verschiedenen Verfahren kritisch gegeneinander abwägend führen zu der Schlußfolgerung, daß die Acetylen-Verbrennung die besten Voraussetzungen für eine umfassende Simulation des oxydativen Stoffwechsels in einem realistischen Lungenmodell bietet. Sofern die erwähnten Sicherheitsvorrichtungen in den Aufbau dieses Simulators integriert sind, erscheint dieses Verfahren besonders geeignet zu sein, gegenwärtig und in Zukunft verfügbare Meßsysteme für die indirekte Kalorimetrie regelmäßig überprüfen und kalibrieren zu können.

Literaturverzeichnis:

[1] Adolph, M.: Umsatzmessungen bei beatmeten Patienten, In: Klin.Ern. 19 (Hrsg.): Ahnefeld, F.W., Verlag Zuckschwerdt, München, Bern, Wien 1985

[2] Adolph, M., Eckart, J.: Methodische Probleme der indirekten Kalorimetrie. In: Notwendiges und nützliches Messen in Anästhesie und Intensivmedizin S. 374-387, (Hrsg.): Rügheimer, E., Pasch, T., Springer-Verlag, Berlin, Heidelberg, New York 1985

[3] Adolph, M., Eckart, J.: Flow-Sensoren / Flow-Messung, In: Methodische Fragen zur indirekten Kalorimetrie, Klin.Ern. 30, S. 75 - 92 (Hrsg.):Kleinberger, G., Eckart, J. Verlag Zuckschwerdt, München, Bern, Wien, San Francisco 1988

[4] Adolph, M., Eckart, J.: Der Energiebedarf operierter, verletzter und septischer Patienten. Infusionstherapie 17: 5 - 16 (1990)

[5] Adolph, M., Eckart, J.: Importance of indirect calorimetry for the nutrition of intensive care patients. In: Müller MJ, Danforth E, Burger AG, Siedentopp U (eds.): Hormones and nutrition in obesity and cachexia, pp 139 - 162 Springer-Verlag, Berlin, Heidelberg, New York 1990

[6] Adolph, M., Eckart, J., Voll, K.: Modelle für "Stoffwechsel-Simulation". In: Kleinberger G, Eckart J (Hrsg.): Methodische Fragen zur indirekten Kalorimetrie, Klin Ern 30, S. 201 - 210. W. Zuckschwerdt, München, Bern, Wien, San Francisco 1988

[7] Adolph, M., Voll, K.: Phantom für die Simulation von Sauerstoffverbrauch und Kohlendioxydproduktion. Europäische Patentanmeldung, Veröffentlichungsnummer 0238 862, Veröffentlichungstag der Anmeldung 30. 9. 87, Patentblatt 87/40

[8] Behrendt, W.: Optimierung der parenteralen Ernährung mittels indirekter Kalori-metrie. In: Wolfram G, Eckart J, Adolph M (Hrsg.): Künstliche Ernährung, Beiträge zur Infusionstherapie 25, S. 304 - 313 (Karger, Basel, München, Paris 1990)

[9] Braun, U., Zundel, J., Freiboth, K., Weyland, W., Turner, E.: Die Überprüfung von MMC Horizon und Engström Metabolic Computer am Lungenmodell. In: Kleinberger G, Eckart J (Hrsg.): Methodische Fragen zur indirekten Kalorimetrie, Klin Ern 30, S. 135 - 147 (W. Zuckschwerdt, München, Bern, Wien, San Francisco 1988)

[10] Bredbacka, S., Kawachi, S., Nordlander, O., Kurk, B.: Gas exchange during ventilator treatment: a validation of a computerized technique and its comparison with the Douglas bag method. Acta Anesthesiol.Scand. 28: 462 - 468 (1984)

[11] Bursztein, S., Elwyn, DH., Askanazi, J., Kinney, J.M.: Energy metabolism, indirect calorimetry and nutrition, Chapter 6: Evaluation of metabolic measurement equipment, pp 211 - 228 (Williams & Wilkins, Baltimore, Honkong, London, Sydney 1989)

[12] Carlsson, C., Carlsson, L.: Physical conditions for measuring oxygen consumption and carbon dioxide production. In: Melichar G, Kalff G, Müller FG (Hrsg.): Invasives und nichtinvasives Monitoring von Atmung, Beatmung, Kreislauf und Stoffwechsel, Beiträge Intensiv- und Notfallmed. 4, S. 120 - 125 (Karger, Basel, München, Paris 1987)

[13] Damask, M.C., Weissman, C., Askanazi, J., Hyman, A.J., Rosenbaum, S.H., Kinney, J.M.: A systematic method for validation of gas exchange measurements Anesthesiology 57: 213 - 218 (1982)

[14] Eccles, R.C., Swinamer, D.L., Jones, R.L., King, E.G.: Validation of a compact for measuring gas exchange. Crit.Care Med. 14: 807 - 811 (1986)

[15] Feenstra, B.W.A., van Lanschot, J.J.B., Vermey, C.G., Bruining, H.A.: Artifacts in the assessment of metabolic ga-exchange. Intensive Care Med. 12: 312 - 316 (1986)

[16] Forsberg, E., Carlsson, M., Thörne, A., Hedenstierna, G., Björkman, O. Evaluation of a mobile unit for indirect calorimetry during spontaneous ventilation Int J Clin Monit Comput. 3: 251 - 257 (1986)

[17] Linde, A.G.: Produktinformation: Acetylen. Werksgruppe Technische Gase, Seitner Str. 70, 8023 Höllriegelskreuth (1985)

[18] Lister, G., Hoffmann, J.I.E, Rudolph, A.M.: Measurement of oxygen consumption: assessing the accuracy of a method. J.Appl.Physiol. 43: 916 - 920 (1977)

[19] Otis, A.B.: Quantitative relationships in steady state gas exchange. In: Fenn WO, Rahn H (eds.): Handbook of Physiology, Section 3: Respiration, Vol I, pp 681 - 684, Am.Physiol.Soc., Washington DC (1965)

[20] Semsroth, M., Andorfer, M., Baum, M., Hammerle, A., Hiesmayr, M.: Überprüfung des Oxikonsumeters am Stoffwechsel-Lungenmodell. In: Kleinberger G, Eckart J (Hrsg.): Methodische Fragen zur indirekten Kalorimetrie, Klin.Ern. 30, S. 66 - 72 (W. Zuckschwerdt, München, Bern, Wien, San Francisco 1988)

[21] Semsroth, M.: Indirekte Kalorimetrie bei beatmeten Kindern, 2. Teil: Ein Meßverfahren und seine Überprüfung an einem neu entwickelten Stoffwechsel-Lungenmodell. Infusionstherapie 12: 294 - 303 (1985)

[22] Weissman, C., Damask, M.C., Askanazi, J., Rosenbaum, S.H., Kinney, J.M.: Evaluation of a non-invasive method for the measurement of metabolic rate in humans. Clin.Sci. 69: 135 - 141 (1985)

[23] Weissman, C.: Measuring oxygen uptake in the clinical setting. In: Bryan-Brown CW, Ayres SM (eds.): Oxygen Transport and utilization, New Horizons vol 2, pp 25 - 64 (Soc. of Critical Care Medicine, Fullerton CA, 1987)

Mathematische Modellierung der Sauerstoffversorgung in der Leber

J. Wittmann

Der Vortrag berichtet über eine Studie, die in Zusammenarbeit mit dem Institut für Physiologie und Kardiologie der Universität Erlangen-Nürnberg entstanden ist. Er beschäftigt sich mit dem Sauerstoffhaushalt von Lebergewebe unter Laborbedingungen.

Reale Experimente

Bei physiologischen Experimenten an der isolierten, mit hämoglobinfreier Krebs-Ringer-Lösung durchströmten Rattenleber beobachtet man eine Anpassung des O_2-Verbrauchs des Organs an die angebotene Sauerstoffmenge. Die Experimente variieren zwei Einflußfaktoren, nämlich einerseits die durchströmte Volumenmenge pro Zeit und andererseits die Sauerstoffkonzentration in diesem Volumen. Die Reaktion des Systems mißt man über die O_2-Restkonzentration auf venöser Seite sowie über den mittleren Sauerstoffpartialdruck im Gewebe einschließlich seiner statistischen Verteilung (Abb.1).

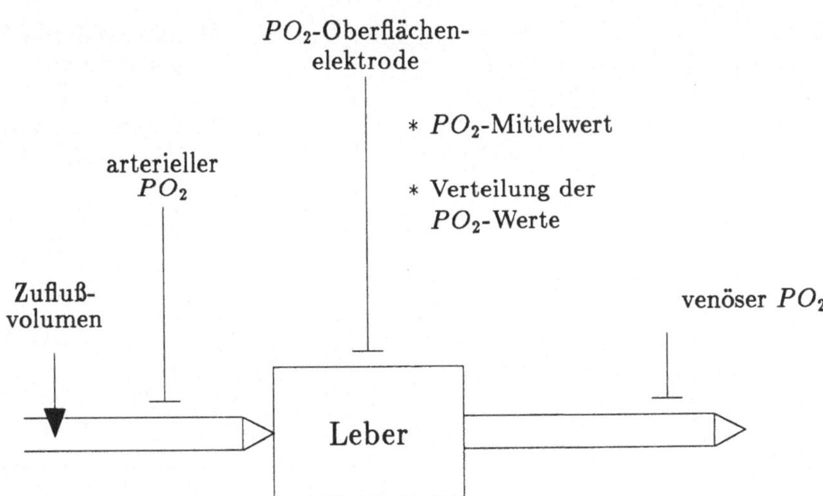

Abb.1: Die Experimente am Realen System

92

Aufgabenstellung

Aufgabe der Studie war es nun, mit Hilfe dieses Datenmaterials ein Modell zu
entwickeln, das Aussagen über die Gültigkeit einiger Hypothesen erlaubt, die den beobachteten Anpassungsmechanismus zu erklären versuchen.

Um eine Vorstellung von den Regelmechanismen zu erhalten, trägt man den Sauer-
stoffgradienten entlang einer Kapillare auf. Bei identischem Verbrauch aller Zellen
ergibt sich ein linearer Gradient (siehe Abb.2(1)).

Sinkt nun bei gleichbleibendem Verbrauch die angebotene O_2-Menge, so stellt sich am
Kapillarende ein O_2-Mangel ein (siehe Abb.2(2)).

Genau dies kann eine geeignete Verbrauchsreduzierung verhindern, so daß auch die
Zellregionen um das Endstück der Kapillare ausreichend versorgt bleiben (siehe
Abb.2(3)).

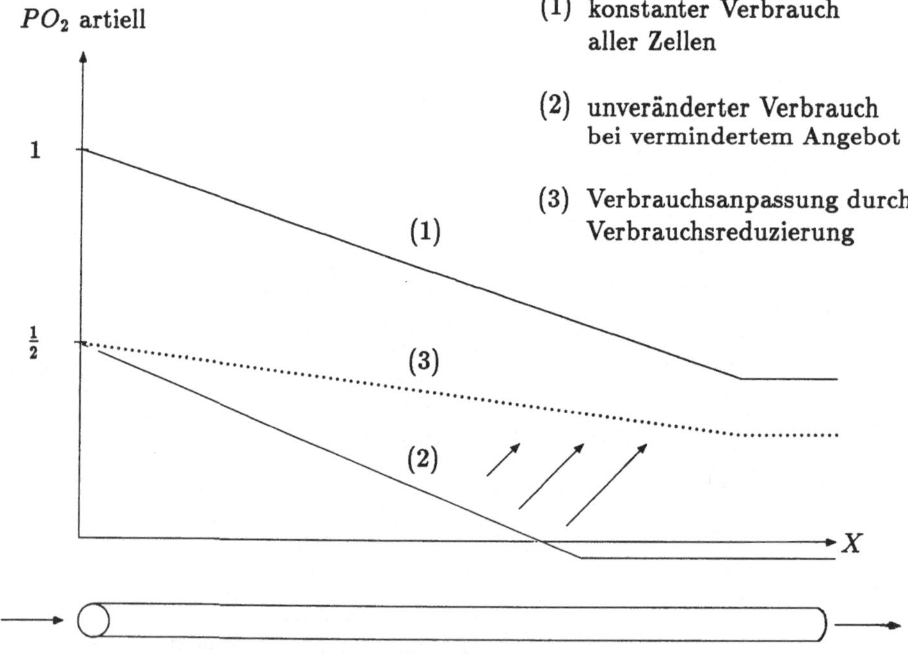

Abb. 2: Der Sauerstoffgradient entlang einer Kapillare

Von physiologischer Seite liegen nun zwei Hypothesen vor, die die beschriebene Verbrauchsanpassung beschreiben.

Beide gehen von einer Kommunikation zwischen schlecht versorgten Zellen und noch ausreichend versorgten Zellen entlang einer Kapillare aus.

Die eine Annahme sieht vor, daß die gut versorgten Einheiten bei O_2-Mangel mit einer Verbrauchsminderung zugunsten der kritischen Zellregionen reagieren.

Die andere stützt sich auf Vorgänge bei der Mikrozirkulation und nimmt eine Umleitung des Sauerstoffzuflusses in die benachteiligten Gebiete an.

Ein dritter Lösungsvorschlag entwickelte sich während der Systemanalyse. Er setzt eine lokale, für alle Zellen identische Verbrauchskennlinie in Abhängigkeit von der Sauerstoffkonzentration im Gewebe voraus und verzichtet auf Kommunikationsmechanismen zwischen den Zellen.

Modellierung

Eine Modellierung allein auf der Ebene der realen Experimente reproduziert zwar die bekannten Daten, bietet allerdings keinerlei Erkenntnisgewinn bezüglich der Vorgänge auf Zellebene.

Deshalb entwickelt die Studie ein Gewebemodell, das als kleinste Einheit ein Kapillar-Segment nachbildet. Dieses Segment wird von O_2-haltiger Lösung durchströmt und versorgt das umliegende Gewebe. Die Modellierung umfaßt den Sauerstoffstrom im Gefäßlumen, die Diffusion ins Gewebe sowie den Verbrauch im entsprechenden Gewebesegment. Dabei treten besonders bei der Abbildung der Gewebestruktur erhebliche Schwierigkeiten zutage. Sie beziehen sich z.B. auf die Angaben der Zellgröße, die je nach Präparationstechnik bis um den Faktor 5 variieren können. Eine *in vivo*-Beobachtung dagegen stößt schnell auf die Grenze des Auflösungsvermögens der Meßinstrumente.

Deshalb stellen die verwendeten Konstanten stets nur statistische Mittelwerte dar, die nach Sichtung der entsprechenden Literatur plausibel erschienen.

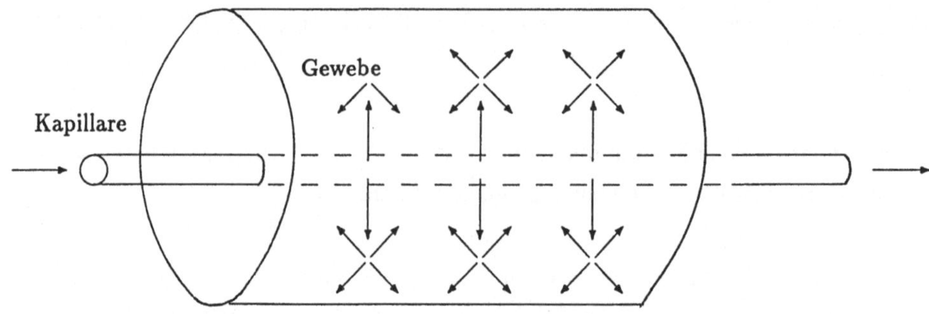

Abb. 3: Die lokale Modellierung eines Gewebesegments

1. Zustandvariable:

Supply: O_2-Menge im Kapillarzylinder [ml O_2]
Tissue: O_2-Menge im Gewebezylinder [ml O_2]

2. Konstanten:

VolCap	:=	7.0 E-10[cm^3]	Volumen des Kapillarzylinders
VolTiss	:=	1.3 E-8 [cm^3]	Volumen des Gewebezylinders
Flow	:=	3.0 [cm/min]	Fließgeschwindigkeit
Area	:=	2.8 E-7 [cm^2]	Querschnittsfläche der Kapillare
Length	:=	25 E-4 [cm]	Segmentlänge
CDiff	:=	2.9 E-3 [ml/(cm $*$ min)]	Diffusionskonstante

3. Transportvorgänge:

Zufluß   := Area • Flow • Supply • Vorgänger/VolCap;
Diffusion := CDiff • Length • (Supply/VolCap - Tissue(VolTiss);
Verbrauch := f (Tissue);
Abfluß   := Area • Flow • Supply/VolCap;

4. Differentialgleichungen:

Supply' := Zufluß - Diffusion - Abfluß;
Tissue' :=   + Diffusion - Verbrauch;

Die so gewonnenen funktionellen Abschnitte können zu einer Kapillare verknüpft werden. Mehrere Kapillaren lassen sich anschließend zu einem Gefäßbündel zusammenfassen, das, bestehend aus einer hinreichend großen Anzahl von Einzelgefäßen, letztlich ein Modell für das gesamte Organ darstellt. Bei der Bildung des Gefäßbündels findet sowohl die Längenverteilung der Kapillaren Berücksichtigung als auch die Fließgeschwindigkeit der Lösung, die sich wegen des entstehenden Gefäßwiderstandes indirekt proportional zur Kapillarlänge verhält (siehe Abb. 4). Auch hierbei erschweren weit variierende Angaben zur Gewebestruktur die Modellierung. Die im Modell verwendeten Kapillarlängen mit der entsprechenden Wahrscheinlichkeit zeigt Abb.4.

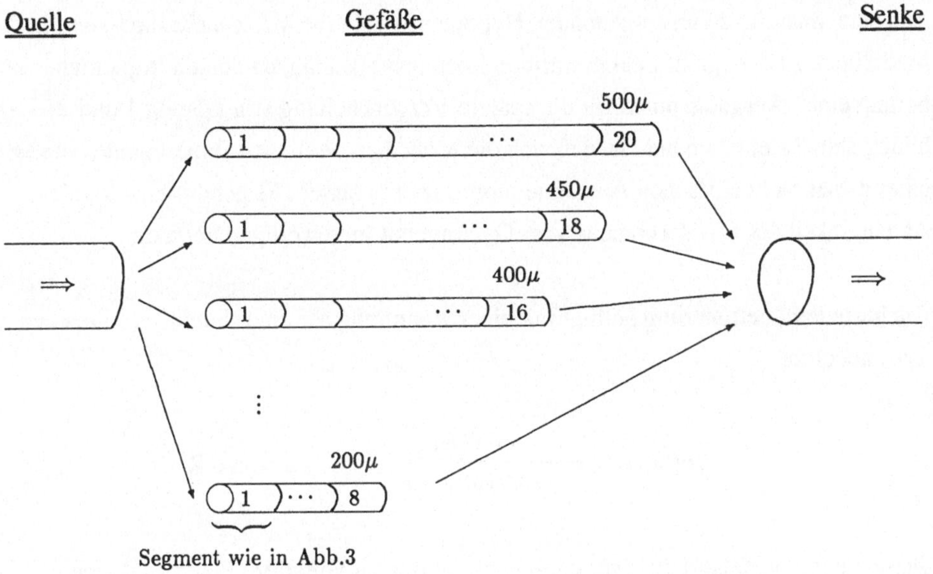

Klassen-Nummer	von ausschließlich bis einschließlich $< \mu m >$	Länge des Repräsentanten $< \mu m >$	Klassen-wahrschein-lichkeit	Anzahl Segmente
1	0 − 225	200	0.025	8
2	225 − 275	250	0.097	10
3	275 − 325	300	0.211	12
4	325 − 375	350	0.329	14
5	375 − 425	400	0.238	16
6	425 − 475	450	0.070	18
7	475 − ∞	500	0.030	20

Abb. 4: Die globale Modellierung des Organgewebes

Auf diese Weise rechnet man aus den lokal modellierten Vorgängen in einer Geweberegion die globalen Daten für das gesamte Organ hoch. Erst auf dieser Ebene kann eine Validierung des Modells durch Vergleich mit den gemessenen Experimentdaten gelingen.

Modellexperimente und Ergebnisse

Nun setzt man die zu untersuchenden Hypothesen über die Verbrauchsanpassung in das Modell ein. Man beginnt mit dem dritten Lösungsvorschlag, da dessen Implementierung einen Ausgangspunkt für die spätere Verwirklichung von Lösung 1 und 2 bildet. Dabei stellt sich heraus, daß sich die Meßdaten der realen Experimente bereits unter dieser recht einfachen Annahme reproduzieren lassen. Es genügt eine lokale Abhängigkeit des O_2-Verbrauchs vom O_2-Angebot im jeweiligen Segment.

Die beste Parametrisierung gelingt mit einer Kennlinie, die einer Funktion folgenden Typs gehorcht:

$$\text{Verbrauch} := \frac{a \cdot \text{Tissue}}{b \cdot \text{Tissue} + c} \qquad a, b, c, \epsilon\ R$$

Diese Kennlinie entspricht einer gebrochen rationalen Funktion. Einen analogen Zusammenhang weist auch die Reaktionsgeschwindigkeit aller enzymatischen Reaktion in Abhängigkeit von der vorliegenden Konzentration auf. Somit gibt das Modell einen deutlichen Hinweis auf die chemischen Vorgänge bei der Regelung des O_2-Verbrauchs.

Aufgrund des Erfolges mit dieser einfachen Hypothese, die ohne jeden Kommunikationsmechanismus auskommt, ist anzunehmen, daß auch mit den wesentlichen komplexeren Annahmen eine Modellvalidierung gelingt. Allerdings stellt sich die Frage, ob von physiologischer Seite die Notwendigkeit für einen derart umfangreichen Regelungsapparat noch besteht, zumal auch eine stimmige Interpretation die einfachere Hypothese stützt.

Somit erfaßt die Studie erstmals das lokal beschriebene Systemverhalten in quantitativer Weise, versucht eine Hochrechnung der lokalen Daten auf das Gesamtorgan und zeigt eine neue, sehr einfache Erklärung für das Phänomen der Verbrauchsanpassung auf.

Simulations-Software

Für die Durchführung der Studie fand das Simulationssystem SIMPLEX-II Verwendung. Die in diesem System zur Verfügung gestellte Modellbeschreibungssprache ermöglichte die Formulierung des Grundmodells in sehr problemnaher Form. Der einprogrammierte Code entspricht dabei im wesentlichen den in Abb.3 gezeigten Gleichungen.

Dieses Grundmodell, das ein einziges Gewebesegment repräsentiert, kann nun beliebig oft bei der Bildung des Organmodells verwendet und eingebunden werden. Ein hierarchischer Modellaufbau nach dem Baukastenprinzip ist somit möglich.

Die Experimentierumgebung von SIMPLEX-II entbindet den Anwender schließlich von allen betriebssystemspezifischen Schwierigkeiten. Sie ermöglicht eine einfache, problemorientierte Experimentdurchführung und hilft bei der Verwaltung der entstandenen Modelldaten.

Diese Möglichkeiten von SIMPLEX-II erbrachten eine interdisziplinäre Verständigung zwischen Physiologien und Informatikern, die die Durchführung dieser Studie in hohem Maße förderte.

Literaturverzeichnis:

Es soll an dieser Stelle nur auf die Dokumentation dieser Simulationsstudie verwiesen werden. Weitergehende Detailinformationen und Quellenangaben, insbesondere zu den physiologischen Messungen, sind dort ausführlich vermerkt.

[1] Wittmann, J.: Entwicklung eines mathematischen Modells für die Sauerstoffversorgung von Leberzellen, Erlangen 1988. Institut für Mathematische Maschinen und Datenverarbeitung, Lehrstuhl für Betriebssysteme

Entwicklung von Simulatoren am Institut für Anästhesiologie der Universität Erlangen-Nürnberg

Anton Obermayer

Am Institut für Anästhesiologie der Universität Erlangen-Nürnberg wird seit langem auf mehreren Teilgebieten der Simulation gearbeitet, wobei die Schwerpunkte dieser Arbeiten im Bereich der Narkose und Langzeitbeatmung angesiedelt sind.
Als besondere Problemstellungen haben sich nach bisherigen Erfahrungen die folgenden Anwendungsmöglichkeiten für Simulationsverfahren herausgestellt:

- die theoretische und praktische Ausbildung an medizintechnischen Geräten [1,2,3]
- das Trainieren von technischen Zwischenfällen [4,5]
- die notfallmedizinische Ausbildung [6]
- die Bereitstellung des medizinischen Fachwissens sowie Entscheidungshilfen bei Diagnose
  und Therapie [7] und
- die Möglichkeit neutraler Vergleichsuntersuchungen von Geräten und Zubehörteilen [8, 9].

Der Grundstein zu dieser sehr umfangreichen und zukunfsträchtigen Entwicklung wurde bereits vor zehn Jahren gelegt, als ein Ausbildungskonzept für die Ärzte und das Pflegepersonal an medizintechnischen Geräten entwickelt wurde.
Bereits nach kurzer Zeit stellte sich jedoch heraus, daß eine sinnvolle theoretische und praktische Ausbildung ohne geeignete Simulatoren nicht möglich ist. Die Gründe hierfür sind leicht einzusehen, da Demonstrationen und praktische Übungen an medizintechnischen Geräten - etwa an Respiratoren, mit einer Vielzahl von Einstellmöglichkeiten - weder beim angeschlossenen Patienten noch im Tierversuch aus ethischen und juristischen Gründen vertretbar sind.
Das Ziel der damals begonnenen Entwicklungsarbeiten war die Nachbildung des Anästhesie- und Intensivarbeitsplatzes, wie er in letzter Zeit in den USA aufgebaut und auf dem Deutschen Anästhesie Kongreß 1988 in Mannheim vorgestellt wurde [10].

Konzept eines Arbeitsplatzsimulators

Aufgrund der bei der Geräteausbildung gemachten Erfahrungen und unter dem ständig
steigenden Zwang zur Verbesserung des Ausbildungsstandards wurde ein Pflichtenheft
für einen Arbeitsplatzsimulator [11] erstellt..Er umfaßt neben der Darstellung der
Atmungs- und Beatmungsformen sowie der Mischformen aus Atmung und Beatmung,
die dazugehörenden Variationen von Compliance und Resistance. Außerdem enstanden
erste Ansätze zur Simulation des Stoffwechsels und des globalen Patientenzustandes
sowie der häufig vorkommenden technischen Zwischenfälle wie

- Tubusleckage
- Tubusverlegung durch Sekret
- Gasausfall und
- Stromausfall.

Mit diesem Konzept war das Institut für Anästhesiologie der allgemeinen Entwicklung
von Simulatoren und Simulationssystemen um Jahre voraus, wie die erst seit etwa zwei
Jahren einsetzende Berichterstattung in den Fachzeitschriften zeigt.
Zur Realisierung des damaligen Konzeptes wurde aus rein mechanischen und
pneumatischen Komponenten ein erster Simulationsplatz aufgebaut (Abb.1)

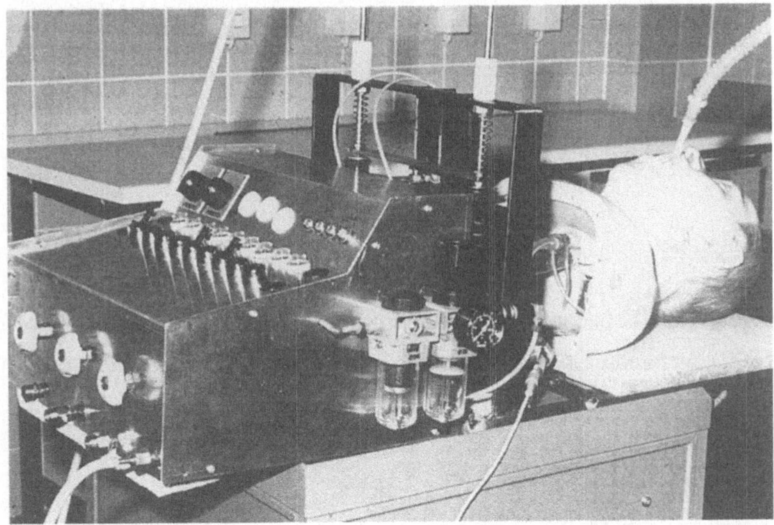

Abb.1: Erster Simulationsplatz

Er bestand im wesentlichen aus vier Baugruppen:

- dem Intubationstrainer

- dem Balgsystem mit pneumatischen Antrieb

- der pneumatisch aufgebauten Ablaufsteuerung für die Balgantriebe und

- den ausschließlich manuell betreibbaren Einrichtungen für das Notfalltraining.

Mit dem vorgestellten Versuchsmuster wurden die Möglichkeiten und Grenzen der Simulation eines vollständigen Arbeitsplatzes sehr bald deutlich, so daß aus den gemachten Erfahrungen heraus, ein dem klinischen Alltag angepaßtes Konzept entwickelt werden mußte. Dieses wurde durch vier sehr wesentliche Feststellungen geprägt.

1. Die technischen Anorderungen an ein Simulationssystem hängen stark vom vorgesehenen

   Einsatzzweck (Ausbildung, Geräteentwicklung, Vergleichsuntersuchungen) ab.

2. Das ursprüngliche, sehr umfangreiche Simulatortraining erfordert viel Zeit, die nur bei

   einer Einschränkung des Klinikbetriebes zur Verfügung stehen würde.

3. Ein vollständiges Simulationsmodell eines Anästhesie- und Intensivarbeitsplatzes erfordert

   technisches Personal und ausreichend große Räume.

4. Die Zahl der am Anästhesie- und Intensivpflegeplatz eingesetzten Geräte, die sich daraus

   ergebenden Parametervariationen und das dazugehörende Fachwissen sind zu umfangreich. Es erschien daher sinnvoller ein modular aufgebautes Simulatorkonzept zu

   entwickeln, das den jeweils vorgesehenen Einsatzzwecken angepaßt werden kann.

Simulatormodule

Dem obigen Grundkonzept folgend wurden für die Beatmungssimulatoren M 20558 und LS 800 sogenannte Spontanatmungszusätze und ein separater fernsteuerbarer Trainingsbaustein für technische Zwischenfälle konstruiert und gebaut (Abb.2 und Abb.3).

Der Lungensimulator M 20558 mit Spontanatmungszusatz bietet die Einstellung zweier Resistance- und Compliancewerte sowie bei Simulation der Spontanatmung die Variation der in- und exspiratorischen Atemgasgeschwindigkeit, des Atemzugvolumens und der exspiratorischen Pause.

Dieser Simulator, verbunden mit einem Intubationstrainer und einem Bildschirm zur Darstellung der Atemwegsdruckkurven wird bevorzugt zur Durchführung von Demonstrationen praktischer Übungen eingesetzt. Die Kursteilnehmer können mit verschiedenen Beatmungsgeräten die Inbetriebnahme, die Einstellung der Grundfunktionen und einfache Veränderungen der lungenmechanische Parameter selbst vornehmen und einüben.

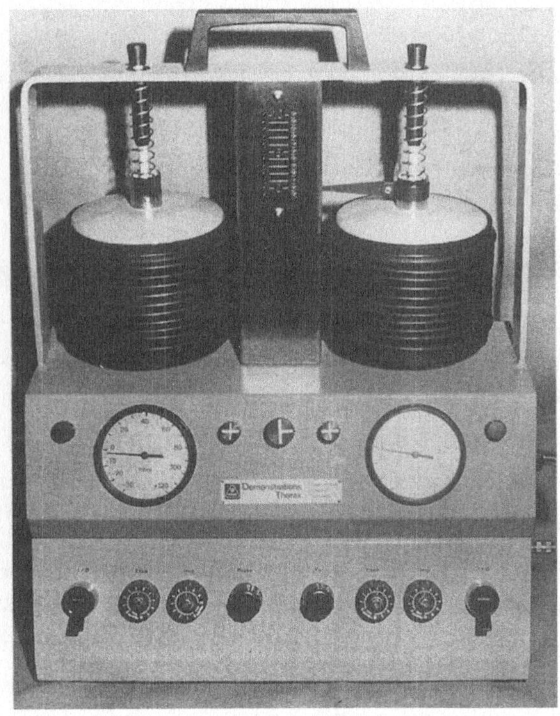

Abb.2: Lungensimulator M 20558 mit Spontanatmungszusatz

Der Lungensimulator LS 800, ausgerüstet mit einem Spontanzusatz, bietet sich wegen seiner Größe und guten Überschaubarkeit sowie der Vielzahl von Einstellmöglichkeiten für die Demonstration der Atmungs- und Beatmungsformen und der Mischformen aus Atmung und Beatmung an (Abb.3).

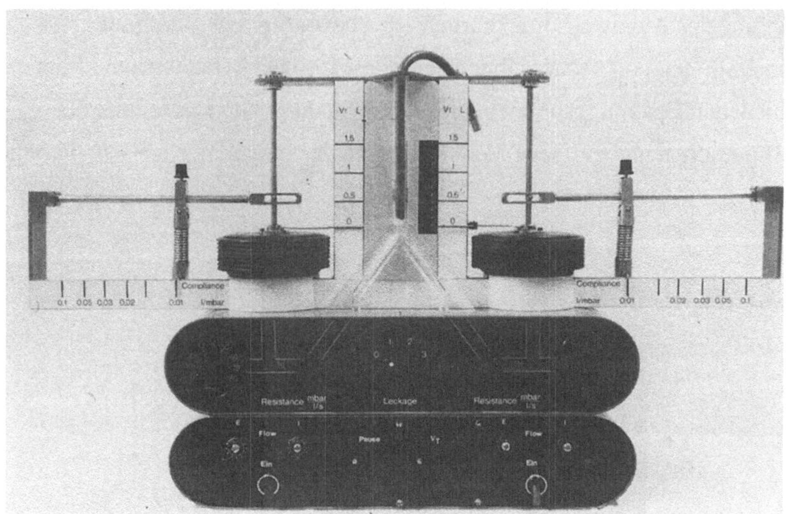

Abb.3: Lungensimulator LS 800 mit Spontanatmungszusatz

Darüber hinaus lassen sich auch komplizierte Ventilationsbedingungen wie seitengetrennte Beatmung, Leckagen, das Auftreten von Pendelvolumina und Air trapping untersuchen. Aus dem Bereich der Spontanatmung bzw. der Mischformen können beispielsweise die Examinierung der Steuerungsvorgänge der assistierten Spontanatmung und die MMV-Bedingungen simuliert werden.
Der Lungensimulator LS 800 leistet in Verbindung mit dem Spontanatmungszusatz auch gute Dienste beim technischen Vergleich verschiedener Respirationsysteme. Bei diesen Untersuchungen liegt der Schwerpunkt immer bei der Bewertung der Qualität der Spontanatmungsfunktionen. Zur genaueren Validierung wird der Lungensimulator mit zusätzlichen Druck- und Flowmeßsystemen sowie mit einem induktiven Wegemeßgerät zur Erfassung der Balgbewegungen bestückt.

Technik der Simulatormodule

Die Spontanatmungszusätze für die Lungensimulatoren M 20558 und LS 800 bestehen im wesentlichen aus
- der Steuerelektronik
- dem Magnetventil
- zwei in die Bälge der Lungensimulatoren eingebaute Druck Druckluftzylinder und
- einem Wegemeßsystem (Abb.4).

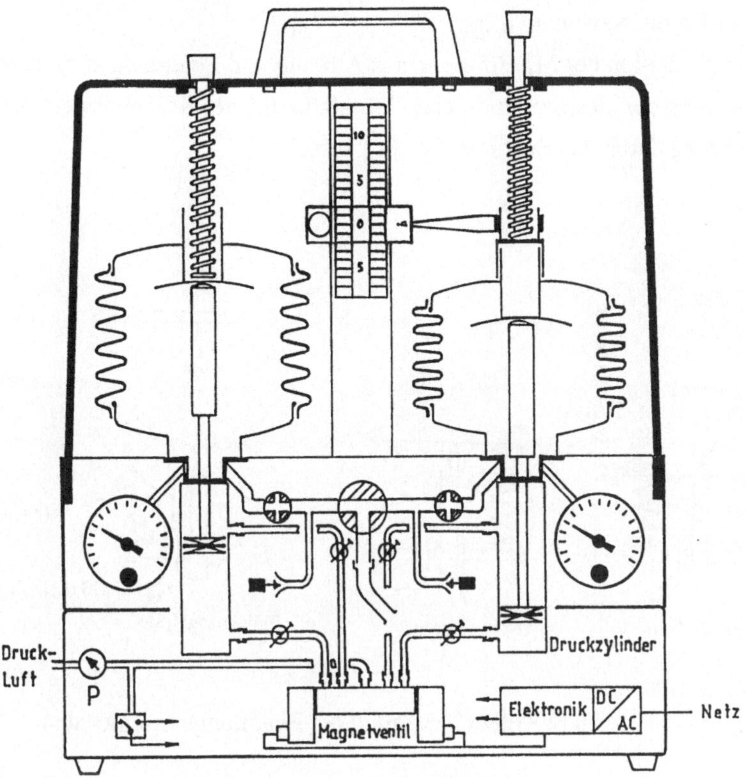

Abb.4: Spontanatmungszusätze

Für die Simulation der Spontanatmung bzw. der Mischformen aus Atmung und Beatmung wird über einen Drehknopf das gewünschte spontane Atemzugvolumen eingestellt und der Vorlauf der Zylinder über den Hauptschalter des Spontanatmungszusatzes gestartet. Über das Wegemeßsystem wird die momentane Balgstellung abgegriffen und dem Soll/Ist-Wert Vergleich der Steuerelektronik zugeführt.

Beim Erreichen des eingestellten Sollwertes, der dem gewünschten Atemzugvolumen entspricht, wird das Magnetventil umgesteuert, so daß die Kolbenstangen wieder eingefahren werden. Sowie der rechte Kolben seine Endlage erreicht hat, wird ein Zeitglied für die exspiratorische Pause gestartet. Nach Ablauf dieses Zeitgliedes werden die Kolben über das Magnetventil wiederum auf den der spontanen Inspiration entsprechenden Verlauf geschaltet. Zur Regelung der Kolbengeschwindigkeiten im Vorlauf und Rücklauf entsprechend der spontanen Inspiration und Exspiration wird über Präzisionsdrosseln der jeweilige Abluftstrom geregelt.

Bei der Simulation der Spontanatmung wird der Deckel der Atembälge durch die Federn der Complianceeinstellung ständig auf die Kolbenstange gedrückt, so daß der

104

Balg der Kolbenbewegung folgt.

Bei der Simulation der Mischformen aus Atmung und Beatmung kommt es nach der
Antriggerung des Respirators zu einer Überlagerung der Kolbenbewegung und der
Gaslieferung durch das Beatmungsgerät (Abb.5).

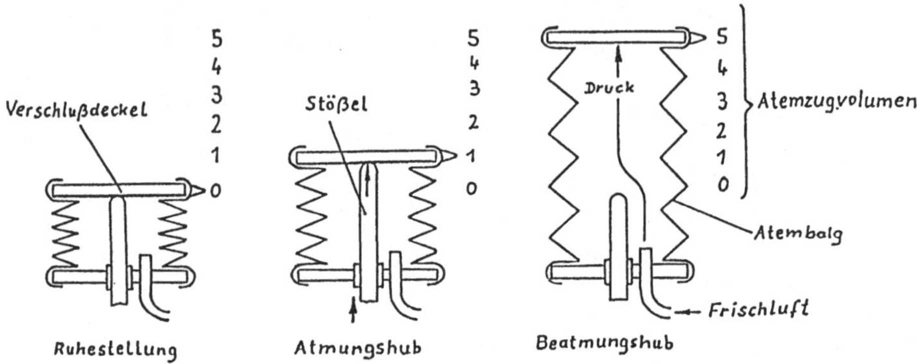

Abb.5: Kolbenbewegung bei Beatmungsmischformen

Sowie der inspiratorische Flow des Respirators größer ist als der durch die Aufwärts-
bewegung der Kolbenstange erzeugte Sog, wird der Deckel des Atembalges von der
Kolbenstange getrennt und diese auf Rücklauf geschaltet. Durch eine zusätzliche
elektronische Schaltsperre wird verhindert, daß ein erneuter Kolbenverlauf erst nach
erfolgter Exspiration gestartet werden kann.

Monitoring

Zur Erfassung der bei den einzelnen Ventilationsformen meßbaren Druckkurven
verwenden wir ein zweikanaliges Druckmeßgerät, wobei die Atemwegsdrücke
üblicherweise am Y-Stück des Schlauchsystems und in den Bälgen abgegriffen werden.
Die Druckkurven werden auf einem Farbmonitor in verschiedenen Kombinationen
dargestellt und können - zum Beispiel für nähere Erläuterungen oder zu Vergleichs-
zwecken - auch übereinander gefahren oder abgespeichert werden. Bei Verwendung
eines Flowmeßgerätes kann anstelle eines Druckkanales auch das Flowsignal auf dem
Bildschirm dargestellt werden. Als Beispiele sind in (Abb. 6 und 7)
Atemwegsdruckkurven für die Beatmung und Spontanatmung mit dauerndem
Atemwegsüberdruck (CPAP) dargestellt

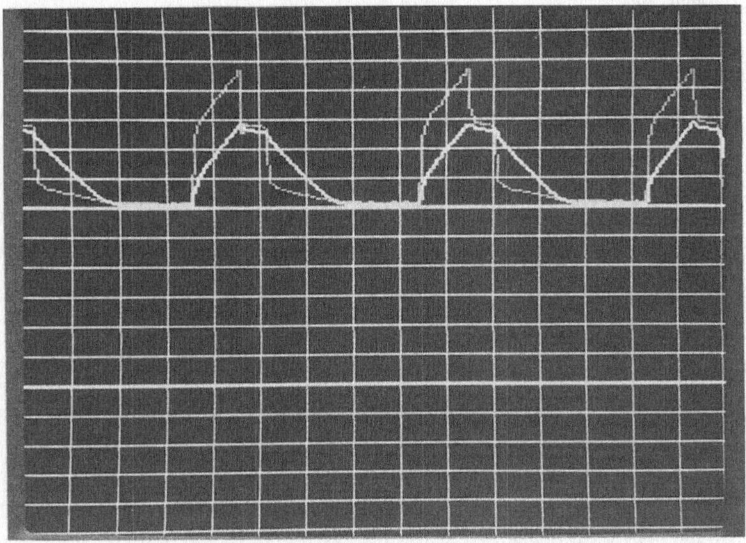

Abb.6: Atemwegsdruckkurve bei Beatmung

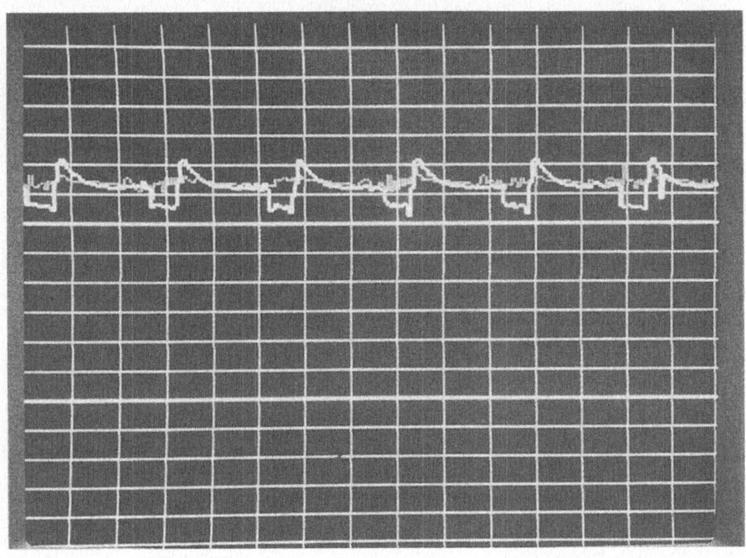

Abb.7: Atemwegsdruckkurve bei Spontanatmung

<u>Zusammenfassung</u>

Durch die seit dem 1.1.1986 geltenden Rahmenbestimmungen der
Medizingeräteverordnung wurden umfangreiche Standards zur Qualitätsverbesserung
und Qualitätssicherung bei der Anwendung medizintechnischer Geräte geschaffen.
Aufgrund der besonderen Einsatzbedingungen im medizinischen Anwendungsbereich
erfordern fast alle qualitätsverbessernden Maßnahmen - und zwar insbesondere die
Schulung des ärztlichen und pflegerischen Personales - die Verwendung zweckmäßig
aufgebauter Simulationssysteme.
Für die Zukunft werden für die Erteilung der Zulassung für die Facharztausbildung und
Fachpflegeausbildung im anästhesiologischen und intensivmedizinischen Bereich nicht
nur das Vorhandensein der medizinischen Grundfächer, sondern auch das
Vorhandensein des notwendigen medizintechnischen Ausbildungsequipments zählen.
Darüber hinaus erscheint die Einrichtung medizintechnischer Ausbildungszentren, in
denen an simulierten Anästhesie- und Intensivarbeitsplätzen das Zusammenspiel der
gesamten pro Bett oder pro OP-Tisch vorhandenen Geräte und die Beherrschung von
patienten-, anwender- und technikbedingten Zwischenfällen trainiert werden kann,
nicht nur sinnvoll, sondern geradezu unerläßlich.
Aus dieser Zukunftsvision wird aber auch deutlich, daß auf diesem Anwendungsgebiet
der Simulation Sinnvolles nur durch interdisziplinäre Zusammenarbeit erreicht werden
kann.

Literaturverzeichnis:

[1] E. Rügheimer: Klinische Propädeutik für Anästhesisten Anästh.Intensivmed. 23(1982)242

[2] A. Obermayer: Vorschläge zur Erstausbildung an mediztechnischen Geräten Anästh.Intensivmed. 25(1984)327

[3] A. Obermayer: Ausbildung an medizintechnischen Geräten. Klin. Anästhesiologie und Intensivmedizin Bd.38. Konzepte zur Sicherheit in der Anästhesie, Rügheimer (Hrsg.), Berlin Springer 1990

[4] W. Friesdorf, H. Frankenberger: Computergestützte Narkose- und Zwischenfallsimulation. Klin.Anästhesiologie und Intensivmedizin Bd.38. Konzepte zur Sicherheit in der Anästhesie Rügheimer (Hrsg.), Berlin Springer 1990

[5] U. Hintzenstern: Erkennung und Vermeidung der Diskonnektion im Beatmungssystem. Klin.Anästhesiologie und Intensivmedizin Bd.38. Konzepte zur Sicherheit in der Anästhesie, Rügheimer (Hrsg.), Berlin Springer 1990

[6] H. Götz, A. Obermayer: Realitätsnahes Trainingskonzept. 20.Bayerischer Anästhesistentag, 19.-21. Juli in Erlangen

[7] G. Martens, Ch. Zapf: Entscheidungsfindung (Decision support). Klin.Anästhesiologie und Intensivmedizin Bd.38. Konzepte zur Sicherheit in der Anästhesie, Rügheimer (Hrsg.), Berlin Springer 1990

[8] H. Mang, A. Obermayer: Comparison of inspiratory work of breathin through six different incentive spirometers. Respiratory Care, Vol.34, Number 12, S.1122, 1989

[9] A. Obermayer: Test von Spontanatmungsformen mit Simulatoren. Biomed.Technik, Bd.31, Ergänzungsbd. 1986/9/130

[10] J.S. Gravenstein: Training devices and simulators. Anesthesiology 69: 295 - 297, 1988

[11] Atmungsgerät für die technische Ausbildung von Ärzten, Schwestern und Pflegepersonal, Patentschrift DE 3049583C2 1984

Gerätevergleich mit Hilfe der Simulation am Beispiel der Incentive Spirometer

H. Mang

Die Häufigkeit postoperativer bronchopulmonaler Komplikationen zwingt uns, erfolgreiche Wege zu deren Behandlung oder besser noch Prophylaxe zu suchen. Während die medikamentöse Therapie der Atelektasenverhütung und -behandlung weitgehend standardisiert und akzeptiert ist [1], kann man trotz - oder gerade wegen - einer Flut von Untersuchungen zu diesem Thema kein einheitliches Konzept für den differenzierten Einsatz physikalischer Maßnahmen erkennen. Ein Eckpfeiler in der Prophylaxe und Therapie postoperativer Störungen der Lungenfunktion ist die häufig wiederholte, langsame, maximale Inspiration (sustained maximal inspiration). Zu diesem Zweck konstruierte Bartlett ein kleines Gerät, das wie ein Trockenspirometer funktionierte, zusätzlich mit Zählwerk und einer roten Lampe für die Erfolgsanzeige ausgestattet war und nannte es "Incentive Spirometer". Später folgte noch ein elektronisches Modell (Spirocare^R), bis aus Gründen des Umsatzes und der Hygiene die verschiedensten Konstruktionen aus Kunststoff zum Ein-Patienten-Gebrauch auf den Markt kamen. Während die Atemtherapie mit Incentive Spirometern in den USA fest etabliert ist, gewinnt sie in der Bundesrepublik ständig an Bedeutung. Nach einer Umfrage an 459 US-Krankenhäusern setzten sie 95 % der Kliniken bei operierten Patienten mit Atelektasen ein [2]. Die Bauweise der einzelnen Atemtrainer zeigt Unterschiede und Übereinstimmungen, die uns zum Vergleichen und Nachprüfen herausforderten. Mit Hilfe der Simulation haben wir in den vergangenen zwei Jahren nacheinander Untersuchungen zur Genauigkeit der angezeigten Flows und Volumina [3], zur klinischen Brauchbarkeit bei Patienten mit niedriger Inspirationskapazität [4] und zur zusätzlichen inspiratorischen Atemarbeit [5] durchgeführt. Die z.T. überraschenden Ergebnisse führten in unserer Klinik zu der rationalen Auswahl eines für die SMI-Therapie geeigneten Atemtrainers und zur Formulierung der Anforderungen an den "idealen" Incentive Spirometer [6].

Untersuchung zur Genauigkeit der Flow-/Volumenanzeige der Incentive Spirometer

In unseren ersten Labormessungen haben wir die Richtigkeit der von den Geräten angezeigten Flows bzw. Volumina überprüft. Da bei Risikopatienten in der postoperativen Phase Inspirationskapazitäten von ein bis höchstens zwei Litern zu erwarten sind, wurden die Incentive Spirometer in diesem Bereich untersucht. Um eine Abhängigkeit der Genauigkeit der Anzeige vom jeweils inspirierten Volumen auszuschließen, wurden mit einer Eichspritze zwei unterschiedliche Inspirationskapazitäten (V_T = 1L und V_T = 2L) simuliert. Die Flowmessungen zum Anheben oder Hochziehen der Bälle (Mediflo[R], Respi-Flo III[R], Respirex[R] und Triflo II[R]) bzw. die Kontrolle des Mindestflows (Coach[R] und Voldyne[R]) erfolgte über den Pneumotachographen eines Lungenfunktionsrechners. Zur Überwindung der Massenträgheit war für das initiale Anheben der Kugeln ein höherer Flow erforderlich als für das anschließende Halten im Schwebezustand. Von den vier flowanzeigenden Geräten wurden jeweils fünf wahllos einer Lieferung entnommen. Jeder dieser Atemtrainer wurde jeweils fünfmal bei den beiden Atemzugvolumina und bei drei verschiedenen Floweinstellungen vermessen. Die Mittelwerte und Standardabweichungen aus diesen 25 Messungen pro Inspirationskapazität und pro Floweinstellung sind in den Tabellen 1 bis 4 zusammengefaßt.

Tabelle 1: Gemessene Flows bei 3 unterschiedlichen Einstellungen des Mediflow[R]

Herstellerangabe			
Flow (ml/s)	600	900	1200
eigene Messung			
V_T = 1l; Flow (ml/s)	760	1170	1520
(Standardabweichung)	(+/-37)	(+/-25)	(+/-73)
eigene Messung			
V_T = 2l; Flow (ml/s)	740	1250	1610
(Standardabweichung)	(+/-58)	(+/-58)	(+/-81)

Tabelle 2: Gemessene Flows bei 3 unterschiedlichen Einstellungen des Respirex[R]

Herstellerangabe			
Flow (ml/s)	700	900	1100
eigene Messung			
V_T = 1l; Flow (ml/s)	990	1230	1680
(Standardabweichung)	(+/-49)	(+/-155)	(+/-379)
eigene Messung			
V_T = 2l; Flow (ml/s)	1000	1240	1670
(Standardabweichung)	(+/-84)	(+/-147)	(+/-226)

Tabelle 3: Gemessene Flows in Abhängigkeit von der Zahl der angehobenen Kugeln
bei Triflo[R]

Herstellerangabe			
Flow (ml/s)	600	900	1200
eigene Messung			
V_T = 1l; Flow (ml/s)	910	1240	2120
(Standardabweichung)	(+/-95)	(+/-104)	(+/-59)
eigene Messung			
V_T = 2l; Flow (ml/s)	860	1170	1750
(Standardabweichung)	(+/-89)	(+/-83)	(+/-116)

Tabelle 4: Gemessene Flows in Abhängigkeit von der Zahl der angehobenen Kugeln
bei Respi-Flo III[R]

Herstellerangabe			
Flow (ml/s)	600	900	1200
eigene Messung			
V_T = 1l; Flow (ml/s)	1770	3420	5000
(Standardabweichung)	(+/-85)	(+/-88)	(./.)
eigene Messung			
V_T = 2l; Flow (ml/s)	1520	2070	3020
(Standardabweichung)	(+/-45)	(+/-46)	(+/-65)

Bei allen Geräten lagen die für das Atemmanöver notwendigen Flows über den von den
Herstellern angegebenen Werten. Bei Mediflo[R], Respirex[R] und Triflo II[R] liegen diese
Abweichungen bei 25-50 %. Die Ergebnisse für den Respi-Flo III[R] übertreffen die eingestellten Werte um das Drei- bis Vierfache, so daß man von einer dilettantischen
Kopie des Friflo II[R] sprechen muß. Beim Coach[R] und Voldyne[R] entsprechen die angegebenen Werte mit einer Abweichung von +/-10 % den simulierten Atemzugsvolumina,
wenn der am Flowcontroller angezeigte Mindestflow überschritten wird. Erreicht ein
Patient diesen Inspirationsflow nicht (beim Voldyne[R] immerhin 0,6 L/s), kommt es zu
grotesken Fehlanzeigen der Inspirationskapazität. Aufgrund unserer Messungen wurde
beim Mediflo[R] der Ball so geändert, daß sich eine genauere Anzeige und geringere
Toleranzen ergeben.

Untersuchungen zur klinischen Brauchbarkeit verschiedener Incentive Spirometer

Bei den Untersuchungen zur Genauigkeit der Anzeige von Incentive Spirometern fielen uns die hohen Inspirationsflows auf, die vom Patienten verlangt werden. Da Incentive Spirometer zu einer langsamen Einatmung bis zum Erreichen der Totalen Lungenkapazität motivieren sollen, stehen hohe Inspirationsflows in krassem Widerspruch zu den Zielen der SMI-Therapie. Außerdem stellten wir uns die Frage, inwieweit der Inspirationsflow mit dem Inspirationsdruck korreliert. Wir untersuchten wieder die gleichen Geräte, nur den vollkommen unbrauchbaren Respi-Flo III[R] ersetzten wir durch einen anderen flowanzeigenden Atemtrainer, den Inspirx[R]. Anstatt der manuell zu bedienenden Eichspritze erleichterten wir uns die Simulation der zahlreichen Atemzüge mit der Testlunge SV 200 (Abb. 1).

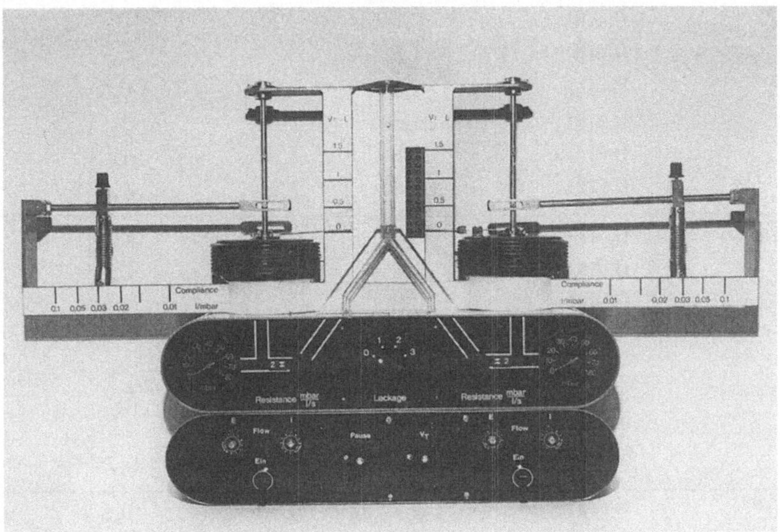

Abb.1: Der Spontanatmungssimulator AS 200 für Atemzüge mit wählbarem Atemzugvolumen, Inspirations- und Exspirationsflow sowie Pause

Die bei den simulierten Atemmanövern aufgetretenen Inspirationsflows wurden über den Pneumotachographen eines Lungenfunktionsrechners gemessen. Zusätzlich erfolgte die Registrierung des maximalen megativen Inspirationsdruckes und der Inspirationszeit. Die flowanzeigenden Atemtrainer wurden in vier geräteseitig vorgegebenen Einstellungen (Triflo II[R] in zwei) und die volumenanzeigenden mit dem Mindestflow und dem Maximalflow wieder bei jeweils zwei unterschiedlichen Inspirationskapazitäten (0,8 und 1,8 L) geprüft. Die Ergebnisse zeigt Tabelle 5.

Tabelle 5: Inspirationsflow (V), maximal negativer Inspirationsdruck (MIP) und Inspirationszeit (IT) bei 2 Inspirationskapazitäten (IC) und unterschiedlichen Einstellungen bei verschiedenen Incentive Spirometern

Inspirx[R]	Einstellung (L/s)	IC(L)	V(L/s)	MIP(kPa)	IT(s)
	0,145	0,8	0,17	-0,2	4,0
	0,145	1,8	0,17	-0,2	10,0
	0,285	0,8	0,30	-0,2	2,5
	0,285	1,8	0,30	-0,2	6,0
	0,505	0,8	0,50	-0,3	1,5
	0,505	1,8	0,50	-0,3	3,0
	0,765	0,8	1,00	-0,6	1,0
	0,765	1,8	1,00	-0,6	1,5
Mediflo[R]	0,200	0,8	0,18	-0,6	4,0
	0,200	1,8	0,18	-0,6	10,0
	0,400	0,8	0,35	-0,7	2,0
	0,400	1,8	0,40	-0,7	4,0
	0,600	0,8	0,70	-0,8	1,0
	0,600	1,8	0,80	-1,1	2,0
	0,800	0,8	1,00	-1,0	1,0
	0,800	1,8	1,20	-1,4	1,5
Respirex[R]	0,700	0,8	0,90	-0,2	1,0
	0,700	1,8	1,00	-0,3	1,5
	0,900	0,8	--	--	--
	0,900	1,8	1,20	-0,4	1,0
	1,100	0,8	--	--	--
	1,100	1,8	1,40	-0,5	1,0
	1,300	0,8	--	--	--
	1,300	1,8	1,70	-0,75	1,0
Triflo II[R]	0,600	0,8	0,90	-0,6	1,0
	0,600	1,8	0,90	-0,6	2,0
	0,900	0,8	1,30	-1,2	1,0
	0,900	1,8	1,10	-1,0	1,5
Coach[R]	minimum	0,8	0,30	-0,3	2,5
	minimum	1,8	0,30	-0,3	5,0
	maximum	0,8	0,60	-0,5	1,5
	maximum	1,8	0,60	-0,5	2,5
Voldyne[R]	minimum	0,8	0,60	-0,3	1,0
	minimum	1,8	0,60	-0,3	3,0
	maximum	0,8	1,00	-0,4	1,0
	maximum	1,8	1,00	-0,4	2,0

Normalwerte für die Inspirationskapazität liegen in Abhängigkeit von Alter, Größe und Geschlecht für Erwachsene zwischen 1,25 und 4 Litern [7]. In der frühen postoperativen Phase nach großen Oberbauch-, Zweihöhlen- und Thoraxeingriffen sind diese Werte auf die Hälfte reduziert [8]. Atmet ein Patient mit einer Inspirationskapazität von 0,6 bis 2 Litern langsam, d.h. in drei bis sechs Sekunden maximal ein, erzeugt er dabei Inspirationsflows von 0,1 bis 0,6 L/s. Unter diesem Gesichtspunkt erwiesen sich nur Coach[R], Inspirx[R] und Mediflo[R] als brauchbar. Zwischen dem maximalen negativen Inspirationsdruck und dem Inspirationsflow fanden wir keinen Zusammenhang. Allerdings ergaben sich für den vom Patienten aufzubringenden Sog für die zusätzliche inspiratorische Atemarbeit relevante Unterschiede, die wir auch zu quantifizieren versuchten.

Vergleich der Atemarbeit während SMI mit sechs verschiedenen Incentive Spirometern

In dieser Untersuchungsreihe hatten wir statt des Voldyne[R] den neuen Voldyne 5000[R]. Den Versuchsaufbau mit Testlunge SV 200, Lungenfunktionscomputer und Incentive Spirometer zeigt Abbildung 2.

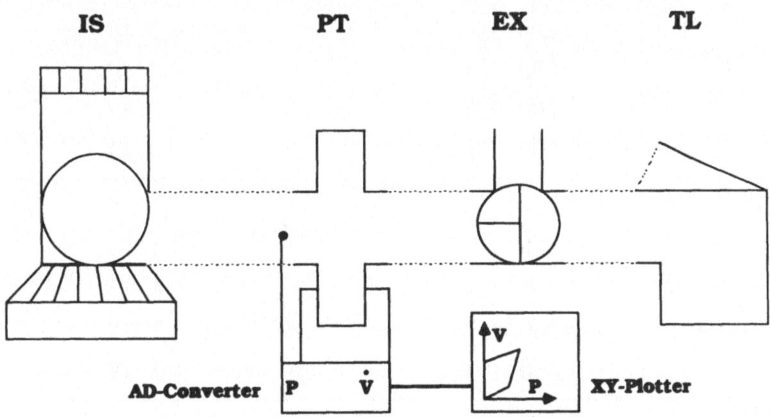

Abb.2: Der Versuchsaufbau für die Messung der zusätzlichen Atemarbeit mit verschiedenen Atemtrainern (IS = Incentive Spirometer, PT = Pneumotachograph, EX = Ausatmungsventil, TL = Testlunge)

Der Inspirationsdruck wurde zwischen dem Pneumotachographen und dem Mundstück des Atemtrainers abgenommen. Die inspiratorische zusätzliche Atemarbeit lieferte der Lungenfunktionsrechner mit Hilfe des Complianceprogramms aus den integrierten Flowwerten und dem inspiratorischen Druckverlauf. Die Division dieses Wertes durch das Tidalvolumen ergibt die spezifische Atemleistung in J/L (Tab. 6).

Tabelle 6: Zusätzliche inspiratorische Atemarbeit als spezifische Atemleistung bei sechs verschiedenen Incentive Spirometern

Incentive Spirometer	Vorgabe bzw. Einstellung	spezifische Atemleistung
	0,145 L/s	0,1 J/L
	0,285 L/s	0,2 J/L
	0,505 L/s	0,3 J/L
	0,765 L/s	0,4 J/L
	1,095 L/s	0,7 J/L
	1,440 L/s	1,0 J/L
	1,800 L/s	1,3 J/L
Mediflo[R]	0,200 L/s	0,7 J/L
	0,400 L/s	0,6 J/L
	0,600 L/s	0,7 J/L
	0,800 L/s	0,7 J/L
	1,000 L/s	0,7 J/L
	1,200 L/s	0,8 J/L
Respirex[R]	0,700 L/s	0,3 J/L
	0,900 L/s	0,4 J/L
	1,100 L/s	0,4 J/L
	1,300 L/s	0,5 J/L
	1,800 L/s	1,0 J/L
Triflo II[R]	0,600 L/s (1 Kugel)	0,4 J/L
	0,900 L/s (2 Kugeln)	0,8 J/L
Coach[R]	Flowanzeiger unten	0,3 J/L
	Flowanzeiger oben	0,6 J/L
Voldyne 5000[R]	Flowanzeiger unten	0,3 J/L
	Flowanzeiger oben	0,8 J/L

Den maximalen negativen Inspirationsdruck entnahmen wir aus der Druck-Volumen-Kurve. Bei niedrigen Flows ergeben sich für alle Geräte fast rechteckige P-V-Kurven, während sie in den jeweils "schwersten" Einstellungen entweder rechteckig bleiben, mehr dreieckige oder bizarre Formen annehmen, so daß der maximale negative Inspirationsdruck nicht immer mit der zusätzlichen Inspirationsarbeit korreliert
(Abb. 3 und 4).

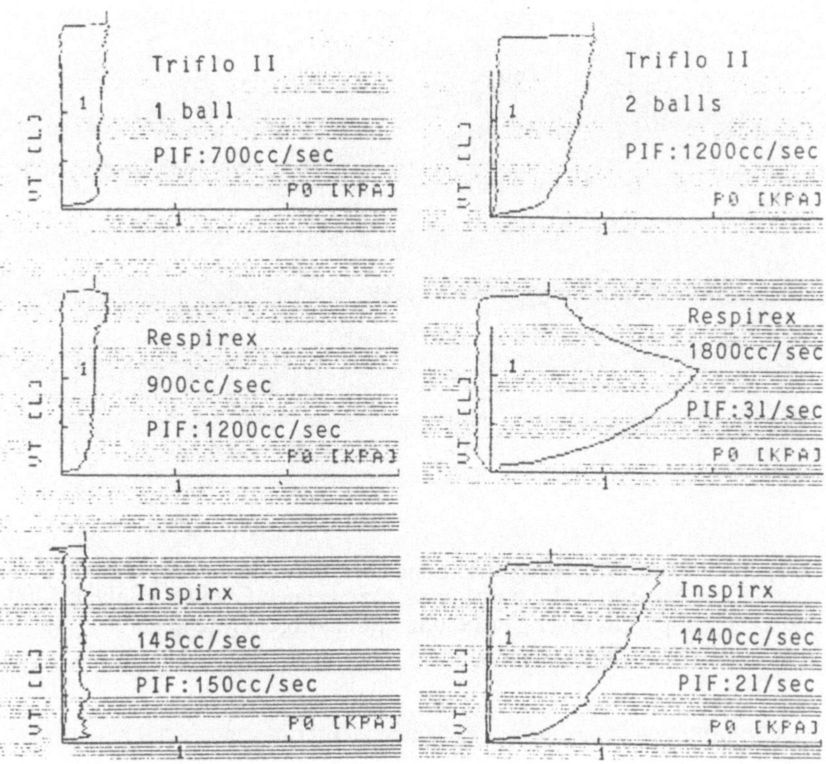

Abb.3: Beispiele für Atemarbeitsregistrierungen bei den flow-anzeigenden Incentive Spirometern Triflo II, Respirex und Inspirx in jeweils einer Einstellung mit niedrigem (links) und hohem Inspirationsflow (rechts)

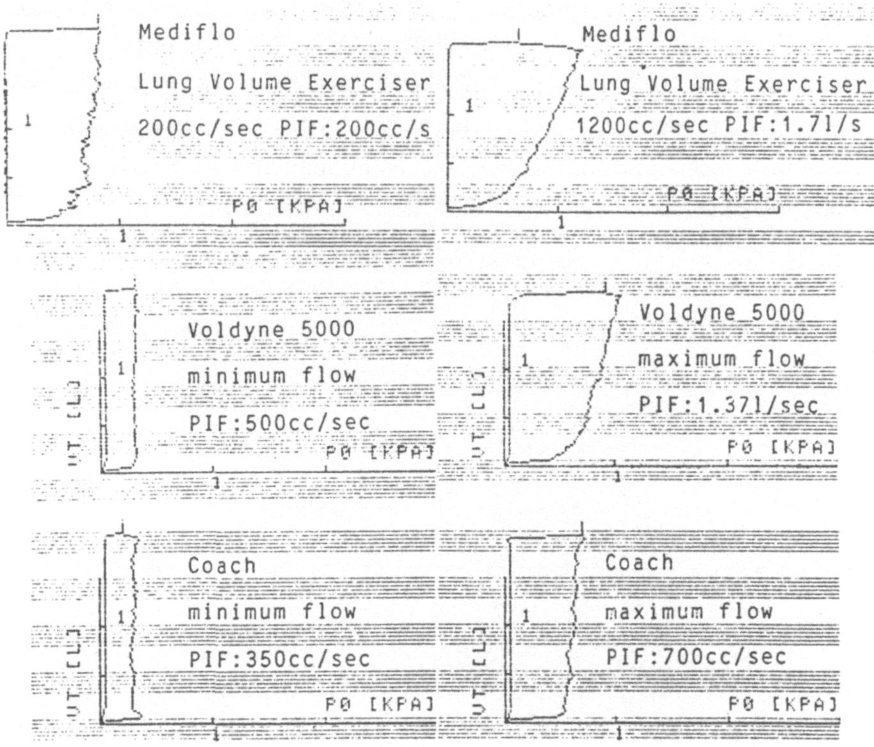

Abb.4: Beispiele für Atemarbeitsregistrierungen bei dem flow-anzeigenden Atemtrainer Mediflo und den volumen-anzeigenden Geräten Voldyne 5000 und Coach in jeweils einer Einstellung mit niedrigem (links) und hohem Inspirationsflow (rechts)

Die geringste Information über die vom Patienten zu erbringende Atemleistung liefert der Inspirationsflow. Die Brauchbarkeit eines Incentive Spirometers in der Klinik läßt sich nicht allein anhand des Flows abschätzen, der notwendig ist, um eine Kugel oder einen Kolben bis zu einer bestimmten Position hochzuziehen. Als wichtige, die zusätzliche Atemarbeit kennzeichnende Größe kommt der Sog hinzu, den der Patient aufbringen muß, um das vorgegebene Ziel zu erreichen. Die Dimensionierung des Luftweges im Gerät sowie das Verhältnis der Gehäusemaße zu Größe und Gewicht der Kugel oder des Schwimmers bestimmen die Form der inspiratorischen Druckkurve und damit auch die vom Patienten zusätzlich zu leistende Atemarbeit.

Diese Untersuchungen sind mit den für Labormessungen typischen Einschränkungen behaftet: Da wir nicht direkt am Patienten gemessen haben, können sich in der Praxis für die Auswahl geeigneter Atemtrainer noch andere Kriterien ergeben. Allerdings konnten wir mit unserer Evaluierung unseren klinischen Eindruck objektivieren und erhielten wichtige Anregungen für weitere klinische Studien.

Literaturverzeichnis

[1] Habich, G.: Pharmakologische Möglichkeiten der Atelektasen-verhütung und -behandlung, In: Die postoperative Atelektase, Erlanger Anästhesie-Seminare Nr. 7, S. 34-39, Hrsg.: Rügheimer, E.; Dr. Karl Thomae GmbH, Biberach, 1988

[2] O'Donohue, W.J.: National survey of the usage of lung expansion modalities for the prevention and treatment of postoperative atelectasis following abdominal and thoracic surgery, Chest 87 (1985) 76-80

[3] Mang, H., Weindler, J., Zapf, C.L.: Postoperative Atemtherapie mit Incentive Spirometry, Anaesthesist 38 (1989) 200-205

[4] Mang, H., Brandl, M.: Untersuchungen zur klinischen Brauch-barkeit verschiedener Incentive Spirometers, Anaesthesist 37 (1988) Suppl.: 108

[5] Mang, H., Brandl, M.: Incentive Spirometer: Atemvolumentrainer oder Atemmus-keltrainer? Anaesthesist 38 (1989) Suppl. 1: 139

[6] Weindler, J., Zapf, C.L.: Grundlagen der Atemtherapie mit Incentive Spirometern, Perimed-Fachbuch-Verlagsgesellschaft, Erlangen, 1989

[7] Polgar, G., Promadhat, V.: Pulmonary Function Testing in Children: Techniques and Standards, W. B. Saunders Co., Philadelphia, 1971

[8] Brandl, M.: Präoperative Atemtherapie, Anästh. Intensivmed. 24 (1983) 206-213

Einsatz von Simulatoren in der Notfallmedizin

H. Götz,

Simulation ist Operation mit einem materiellen oder ideellen Abbild der Realität, wobei die Erkenntnisse auf die Eigenschaften des Originals rückschließen lassen. Bei allen generellen Einsatzmöglichkeiten der Simulation für Schulung, Geräteprüfung, Prozeßüberwachung und Geräteentwicklung ist die Erkenntnisgewinnung aus der Untersuchung des Modells einfacher, billiger, weniger aufwendig und ungefährlicher als die Arbeit mit dem Original [9].

Simulationstechniken sind gerade in der Notfallmedizin aus folgenden Gründen überaus notwendig und daher relativ weit verbreitet:

1. Während in anderen Anwendungsbereichen der Simulation [1] die Vermeidung von bedrohlichen Situationen im Vordergrund steht, muß hier ein bereits eingetretenes Schadensereignis bewältigt werden.

2. Da in der Notfallmedizin über weite Bereiche ein allgemeiner Konsens des Handelns besteht, bieten sich Entscheidungsbäume (sog. Algorithmen) an, um klare Handlungsabläufe herauszuarbeiten [6]

Gliederung der Simulation notfallmedizinischer Techniken

Die Simulation in der Notfallmedizin stellt die Darstellung des Notfallpatienten und seiner Erstversorgung ganz in den Vordergrund. Die Bewältigung eines Notfalls läuft immer nach der Modellvorstellung einer Rettungskette ab, deren Glieder ineinandergreifen (Abb.1):

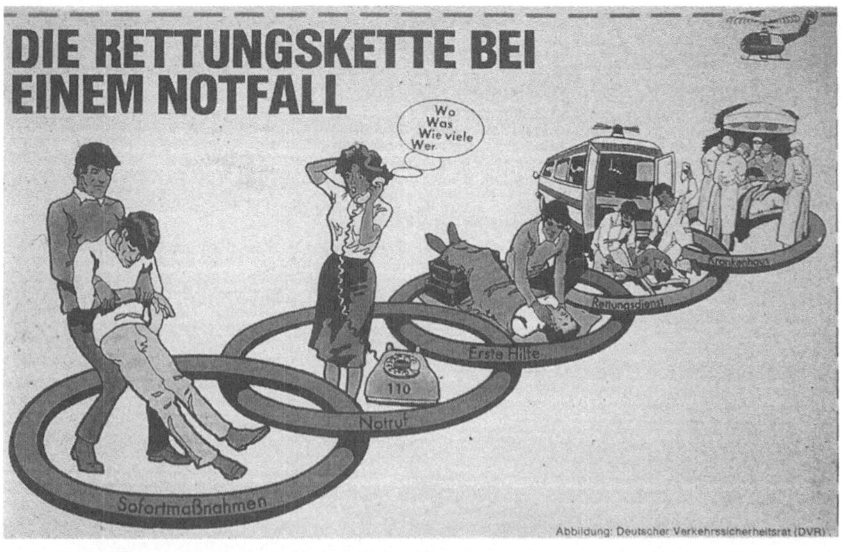

Abb.1: Bewältigung eines Notfalls nach der Modellvorstellung einer Rettungskette

Lebensrettende Sofortmaßnahmen, etwa den Verunfallten aus dem Gefahrenbereich zu retten, die Alarmierung mit einem aussagekräftigen Notruf und weitere Erste-Hilfe-Maßnahmen sind Hauptaufgaben von Laien an der Notfallstelle. Erst dann, im vierten Kettenglied, statistisch bei 80 % der Fälle, nach acht bis zehn Minuten, treffen qualifiziertes Rettungsdienst-Personal und Notärzte ein, um den Patienten optimal präklinisch zu versorgen und der klinischen Therapie zuzuführen. Daraus folgt, daß Gruppen mit unterschiedlichsten Vorkenntnissen, also vom Laien bis zum Notarzt, unter den typischen Notfallbedingungen des Zeitdrucks, des veränderten sozialen Umfeldes und fehlender Hilfsmittel, möglichst effektiv zusammenarbeiten müssen.

Das Ziel der Schulung dieser unterschiedlichen Gruppen muß sein, trotz abgestufter medizinischer Kenntnisse, Handlungsfähigkeit herzustellen, die Reaktionsschnelligkeit und technischen Fingerfertigkeiten zu steigern und durch Erfassung komplexer Zusammenhänge die Teamarbeit am Notfallpatienten möglich zu machen (Tab.1)

Notfallmedizin		
Problematik:		
Helfer	Umstände	Anforderungen
- Laien m. EH-Ausbild.	- Zeitdruck	- med. Kenntnisse
- (Rettungs-) Sanitäter		- Erfassung kompl.
	- Extremsituation	Zusammenhänge
- Med.-Studenten	(veränd. soziales	- Handlungsfähigkeit
	Milieu)	- Teamarbeit
- Ärzte		- Reaktionsschnelligkeit
- Notärzte	- fehlende Hilfsmittel	- techn. Fingerfertigkeit

Tab.1: Problematik der Ausbildung in der Notfallmedizin

Verknüpft man die erforderlichen Lernziele mit den vorhandenen Simulationsmodellen, kann man die Simulation in der Notfallmedizin nach medizinischen Gesichtspunkten hierarchisch gliedern (Tab.2):

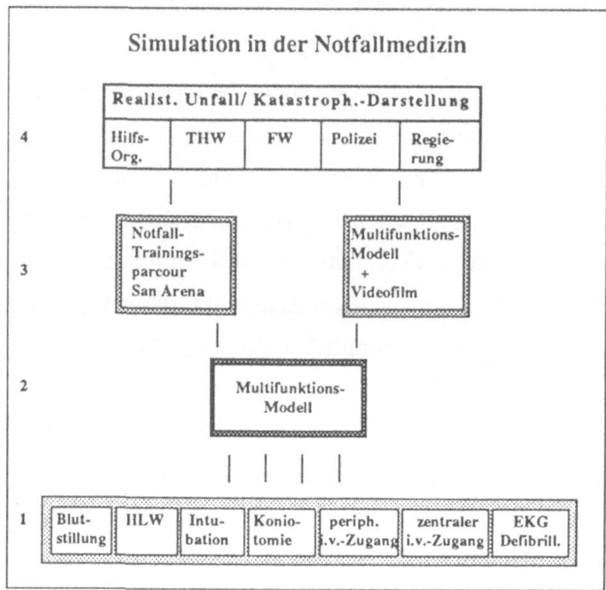

Tab.:2 Gliederung der Simulationsmöglichkeiten nach den medizinischen Erkenntnisgewinn in 4 Ebenen

1. Die Basis bildet das Erlernen und Üben notwendiger Einzeltechniken bzw. Fertigkeiten an realen Simulatoren.

2. Darauf aufbauend muß aus der Situationsanalyse heraus eine logische Verknüpfung dieser Einzeltechniken zu einer geordneten Handlungskette erfolgen und in Teamarbeit bewältigt werden, so wie es auch am Not-fallpatienten erforderlich ist.

3. Auf dieser Simulationsebene muß dieses koordinierte Handeln auch bei psychischem Streß, Hetze und Hektik in einer wirklichkeitsnahen Unfall-situation bewältigt werden können.

4. Auf der obersten Ebene der realistischen Unfall- oder Katastrophen-darstellung geht es primär nicht mehr um die Übung von manuellen Techniken, sondern um die Simulation von Handlungsabläufen und Befehlsvernetzungen, um diese Ereignisse bewältigen zu können.

1. Simulation manueller Techniken

1.1 Blutstillungsmaßnahmen

Die wichtigsten Blutstillungsmaßnahmen, vom normalen Verband über den Druckverband bis zur Abbindung der Extremität, können an dem Suture practice-Arm der Fa. Nasco Lifeform geübt werden. Der Arm hat eine hautähnliche Kunststoff-Oberfläche. Durch Einziehung von Leitungen und Verwendung von rotem Farbstoff wird mit einer Ballonpumpe eine spritzende arterielle Blutung am Grunde der Verletzung erzeugt, die dann entsprechend versorgt werden muß. Bei gleichzeitiger Amputation des Daumengrundgliedes kann die Wundversorgung und die Versorgung des Amputats trainiert werden.

1.2 Herz-Lungen-Wiederbelebung

Die Simulation der Herz-Lungen-Wiederbelebung steht im Mittelpunkt der notfallmedizinischen Ausbildung [10, 11]. An den Modellen der verschiedenen Firmen (Tab.3) können die wichtigsten Techniken zur Reanimation von Erwachsenen und Kindern trainiert werden.

```
                    Simulation:HLW


Modelle:         Rec. Rescusi Anne (Fa. Laerdal)

                 Ambu-man      (Fa. Ambu)

                 CPARLENE (Fa. Lifeform, Polycommerce)
Möglichkeiten: Kopfüberstreckung

                 Atemwegsverlegung

                 Mund-Mund/ Mund-Nase-Beatmung

                 Maskenbeatmung

                 Herzdruckmassage

                 Carotispuls

                 Pupillenveränderung
Kontrolle:       Beatmungsvolumen

                 Thoraxkompression

                 Herz-Druck-Frequenz

                 Herz-Druck-Punkt
```

Tab.3: Simulatoren der Herz-Lungen-Wiederbelebung

Dabei zieht man Ganzkörpermodelle den Torsomodellen vor, da sie durch Sofortabschätzung der Proportionen eine bessere Lokalisation der technischen Handgriffe ermöglichen [4]. Der seitlich drehbare und bewegliche Kopf-Hals-Bereich gestattet die Simulation der Kopfüberstreckung, die Beseitigung von Atemwegsverlegungen und erlaubt die Durchführung aller Beatmungstechniken, also der Mund-zu-Mund- bzw. Mund-zu-Nase-Beatmung sowie der Beatmung mit der Maske. Der exakte Punkt für die Herz-Druck-Massage kann bei entsprechender Anatomie des Brustkorbes festgelegt werden. Damit sind die beiden Grundtechniken Beatmung und Herz-Druck-Massage zur Herz-Lungen-Wiederbelebung durchführbar.

Elektromechanisch wird einerseits

- das notwendige Beatmungsvolumen und der richtige Druckpunkt mit einem
  Ampelsystem angezeigt, andererseits
- werden die Ergebnisse auf einem Papierstreifen dokumentiert, so daß vor
  allem das Zusammenspiel der beiden Techniken kontrolliert und geübt werden kann.

Die Imitation des Halsschlagader-Pulses mit einem Gummiball und die Verengung der
Pupillen sind weitere Effekte, die diese Techniken realitätsnah machen. Sie dienen zur
Erfolgskontrolle der entsprechenden Maßnahmen.

1.3 Intubation

Die Simulation der Intubation, also das Einlegen eines Beatmungstubus in die Luftröhre
eines bewußtlosen atemgestörten Notfallpatienten, kann an mehreren Modellen durchgeführt werden (Tab.4).

Simulation: Intubation	
Modelle:	Airway-Management Trainer (Fa. Laerdal)
	Intubationstrainer Kind (Fa. Leardal)
	Intubationstrainer Ambu (Fa. Ambu)
	Intubationstrainer (Fa. Lifeform Polycommerce)
Möglichkeiten:	Jackson-Position
	Säuberung der Atemwege
	nasale Einführungstechnik (Kath. oder Tubus)
	orale Intubationstechnik
	Regurgitation
	Fiberopt. Intubation
Kontrolle:	Zahnalarm
	visuell am Schnittmodell
	akustisch bei Fehlintubation
	Beatmung der Lungen

Tab.4: Simulatoren der Intubation

Sie bestehen alle aus Kopf- und Halsanteil sowie Lungenfragmenten und sind auf einer
Grundplatte montiert. Die Haut aus Gummi weist alle Konturen von Mund, Nase,
Augen, Kinn und Kopfhaar auf, wobei die genannten Strukturen auch farblich hervor-
gehoben sind [5].

Der Ambu-Intubationstrainer ermöglicht mittels eines Medianschnittes einen Einblick
in die topographischen Beziehungen von Wirbelsäule, Schädel-Basis, Mund und
Rachenraum. Kehlkopf und Zunge bestehen aus einem Stück, das als Ganzes heraus-
genommen werden kann. Der Kopf ist teleskopartig mit einem Doppelgelenk auf der
Unterlage befestigt, dadurch werden Beugung, Überstreckung und Hochlagerung

möglich. Vom rechten Nasenloch aus besteht ein Zugang zur Nasenhöhle. Die Nasen-
scheidewand ist aus durchsichtigem Plastik, so daß die Anatomie der Nasenhöhle mit
den Nasenmuscheln und der Weg eines nasal eingeführten Tubus eingesehen werden
kann. Die obere Schneidezahnreihe ist federnd beweglich und mit einem Kontakt versehen. Deshalb kann bei zu starkem Druck mit dem Intubationsspatel auf die Zahnreihe
ein akustisches Warnsignal ausgelöst werden.

Der Laerdal Kinderkopf berücksichtigt die anatomisch-topographischen Besonderheiten
des Kleinkindes. Nach Hochklappen des ganzen Kopfes wird der Kehlkopf-Rachen-
bereich des Säuglings einsehbar. Während Modelle mit übergroßem Kopf und ver-
längertem Hals die Intubation schwieriger machen, kann am Ambu-Airweay-
Management-Trainer bei auffüllbarem Magenbeutel das Erbrechen während des
Intubationsvorganges nachgeahmt werden.

Zusammengefaßt simulieren diese Modelle die oft schwer beschreibbaren Einzelphasen
der endotrachealen Intubation sowie alle anderen möglichen Manipulationen an den
Luft- und Speisewegen. Durch eingebaute Kontrollen wird die technische
Durchführung und damit der Lernerfolg überwacht.

1.4 Koniotomie

Mißlingt im Notfall die Intubation oder sind die Atemwege total verlegt, dann muß der
Zugang zur Luftröhre operativ geschaffen werden. Gerade bei diesen seltenen
Zwischenfällen muß der Notarzt alle dafür notwendigen Griffe beherrschen. Der
Kricothyreotomie-Simulator der Fa. Lifeform (Abb.2) ist ein Kopf-Hals-Modell mit
austauschbarer Haut und wechselbarem Kehlkopf-Luftröhren-Anteil.

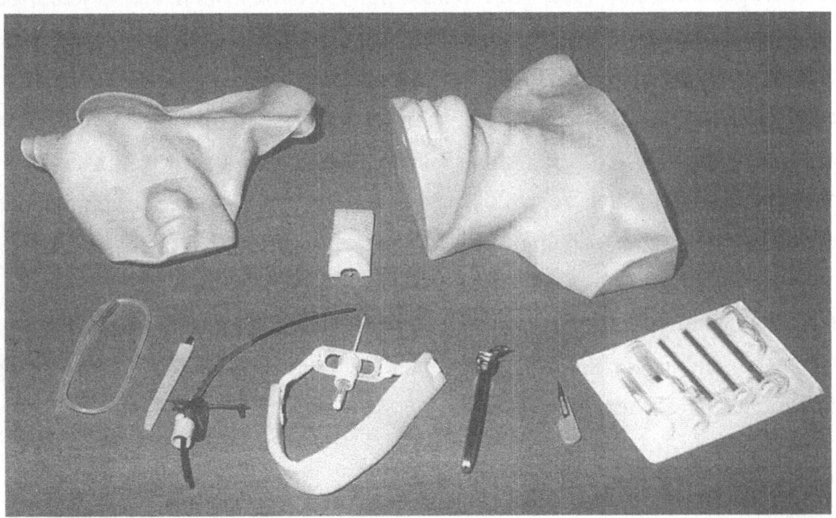

Abb.2: Kricothyretomie-Simulator (Fa.Lifeform) mit Besteck-Auswahl

Durch Orientierung an korrekten anatomischen Bezugspunkten kann der operative
Eingriff mit verschiedenen Instrumenten-Sets durchgeführt werden. Der Material-
verschleiß ist dabei sehr groß und muß in Kauf genommen werden.

1.5 Peripherer intravenöser Zugang

Die Schaffung eines intravenösen Zuganges gehört zu den wichtigsten ärztlichen Maßnahmen am Notfallort, denn nur durch Zufuhr entsprechender Medikamente oder des
Blutersatzes kann die Herz-Kreislauf-Situation des Patienten direkt beeinflußt und
stabilisiert werden. Die Simulatoren für diese Technik (Tab.5) gestatten die Punktion
von Venen bei Säuglingen als Kopfschwartenvenen und an Unterarm-Hand-Modellen.

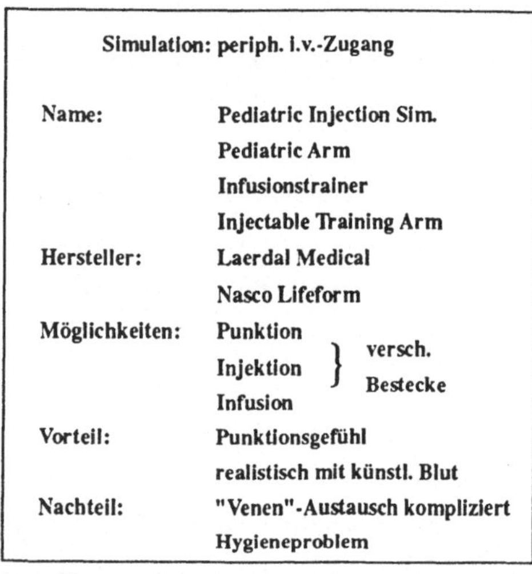

Tab.5: Simulatoren für periphere i.v.-Injektion

Rote Flüssigkeit als künstliches Blut wird durch ein Gummi-Schlauch-System geführt,
das von einem Reservoir ausgeht, unter der Plastikhaut an den charakteristischen
Stellen als Blutgefäß tastbar ist und dessen Ende zum Blutdepot zurückgeführt wird.
Der Druckanstieg durch das leicht erhöht fixierte Blutreservoir führt zu dem charakteristischen Bluteinstrom in das Punktionsbesteck nach Perforation der Blutgefäßwand.
Somit kann das Tasten der Venen, die verschiedenen Punktionstechniken und die Anwendung unterschiedlicher Punktionsbestecke demonstriert und geübt werden.

Von Nachteil sind die Blutaustritte der perforierten Schläuche und hygienische
Probleme bei zu langem Betrieb. Störend, da nicht der Realität entsprechend, ist das
erhöht aufgehängte Blutreservoir.

1.6 Zentralvenöse Zugänge

Nach dem gleichen Funktionsprinzip wird die Punktion zentralvenöser Zugänge simuliert (Tab.6).

```
        Simulation: zentralvenöser Zugang


Name:              Heart Cath-Sim
                   Central Venous Cannulation
Hersteller:        Nasco Lifeform
Möglichkeiten:     Punktion vena jug. int.
                       "     vena jug. ext.
                       "     vena subclavia
                       "     vena cubitalis
                   Carotispuls
Vorteil:           unterschiedl. Techniken
                   Punktionsgefühl realistisch
Nachteil:          "Venen"-Austausch kompliziert
                   Undichtigkeiten
                   Hygieneprobleme
```

Tab.6: Simulatoren für zentralvenösen Zugang

In einem Hals-Brustkorb-Modell ist anatomisch korrekt ein Gummi-Schlauch-System entsprechenden Kalibers eingelassen, so daß die Punktion der zentralen Venen mit Blutaspiration aus einem ebenfalls hochgehängten Reservoir möglich ist. Auch hier sind die verschiedenen Punktionstechniken mit differenten Bestecken trainierbar, wobei auch die vorher schon beschriebenen Nachteile des Systems auftreten.

1.7 EKG/Defibrillation

Die Differenzierung der Herzstromkurve EKG ist Voraussetzung für die weiterführende medizinische Notfalltherapie. Deshalb gehören die Diagnostik von Herzrhythmusstörungen und die Technik der Defibrillation zur Behebung des Kammerflimmerns zu den wichtigsten Ausbildungs- und Simulationszielen für Sanitätspersonal und Ärzte (Tab.7).

```
        Simulation: EKG/Defibrillation


Name:              Skillmeter-Anne
                   Heart Sim 2000/Interface
Hersteller:        Laerdal Medical
Möglichkeiten:     EKG Bibliothek
                   EKG Sequenz-Abspeicherung
                   Arrythmie-Erkennung
                   Defibrillationstraining
                   hämodyn. Kurvendarstellung
                   Kammerflimmer-Diagn.-Progr.
```

Tab.7: Simulation hämodynam.Kurven und Arrythmien

Ein fernsteuerbarer EKG-Simulator kann mehrere hundert Arrhythmien einspielen bei Verwendung einer speziellen Haut mit Elektrokontakten und einem normalen Defibrillator. Der Monitor vergrößert die EKG-Kurven für den Gruppenunterricht. Computerprogramme simulieren unterschiedliche Ausgangssituationen von der einfachen Arrhythmieerkennung und den programmierten Ablauf hintereinandergeschalteter Arrhythmien zum Kammerflimmererkennungsprogramm sowie zur hämodynamischen Kurvendarstellung arterieller und pulmonaler Drucke. Diese Programme lassen zur Zeit keine zusätzlichen Wünsche offen.

2. Situationsanalyse und logische Teamarbeit am Modell

Multifunktionsmodell
Zwar ist die manuelle Beherrschung der einzelnen Techniken eine Grundvoraussetzung für optimales notärztliches Handeln, deshalb sind auch die Simulatoren für diese Techniken die Basiskomponenten der Simulation in der Notfallmedizin; als Arzt habe ich es mit nur einem Unfallopfer zu tun, und die Analyse der Situation geht der technischen Durchführung voraus. Deshalb muß auf dieser nächsthöheren Simulationsebene logischerweise die Konzentration der Einzeltechniken auf ein Modell erfolgen. Erstaunlicherweise bietet hier die Industrie kein Modell an. Deshalb haben wir mit unserer Technik-Abteilung ein sog. Multifunktionsmodell konstruiert, um die Simulation der Notfallversorgung noch realistischer zu gestalten (Abb.3).

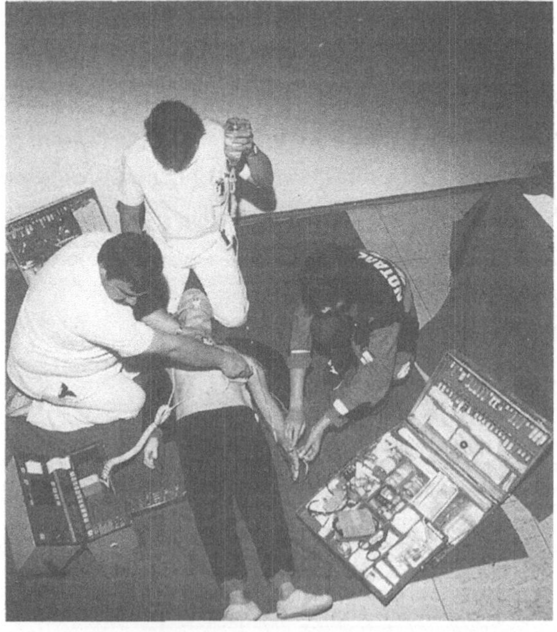

Abb.3: Multifunktionsmodell im praktischen Einsatz

Auf den ersten Blick unterscheidet sich dieses Phantom nicht von den schon gezeigten HLW-Modellen. Das Konstruktionsprinzip beruht auf der Zusammenführung von funktionsfähigen Einzelkomponenten, wie des Intubationskopfes, der Angliederung eines Infusionsarmes, der Integration von Teilkreisläufen und des Einbaues eines rechten Schlüsselbeines. Mit diesem Prototyp (Tab.8) können die HLW-Maßnahmen, die Intubation, die periphere und zentralvenöse Punktion und durch EKG-Einspielung auch die Defibrillation durchgeführt werden.

<table>
<tr><td colspan="2" align="center">Simulation: Multifunktionsmodell</td></tr>
<tr><td>Technik:</td><td>Kombination von Komponenten
Integration der Teilkreisläufe
mit Blutreservoir</td></tr>
<tr><td>Möglichkeiten:</td><td>HLW-Maßnahmen
Maskenbeatmung
Intubation
Punktion < peripher i.v. / zentral i.v.
Carotispuls-Generator
EKG-Arrhythmie
Defibrillation</td></tr>
</table>

Tab.8: Möglichkeiten des Multifunktionsmodells

Das Blutreservoir wird in den Oberschenkel des Modells verlagert, der notwendige leichte venöse Druck mit Hilfe einer Druckmanschette hergestellt. Die Vorteile dieses von uns hergestellten Multifunktionsmodelles liegen auf der Hand. Da ein Modell gleich einem Patienten entspricht, wird der Helfer zur Situationsanalyse gezwungen. Die Einzeltechniken müssen logisch miteinander verknüpft werden, wobei Teamarbeit mit unterschiedlicher Rollenverteilung zwischen Helfer, Rettungssanitäter und Ärzten, wie auch im Ernstfall, notwendig wird. Der Nachteil liegt, wie bei jedem realen physikalischen Modell, in der begrenzten Anwendbarkeit.

3. Simulation der Erstversorgung unter realistischer Umgebung

In akuter Gefahr wird Hilfe nur dann wirksam, wenn im richtigen Augenblick das richtige getan wird. Das völlig unerwartete, teilweise entstellte Zustandsbild des Notfallpatienten überrascht den Helfer, lähmt seine Handlungsfähigkeit und verleitet ihn zu Fehlhandlungen. Deshalb kommt es auf dieser nächsthöheren Ebene der Simulationseinteilung (Tab.2) zu einer weiteren Verdichtung der Notfallsimulation. Der in einigen Städten vorhandene Notfalltrainigsparcour San Arena bzw. unser Multifunktionsmodell, kombiniert mit Video-Fernseh-Einsatz, erfüllen, wenn auch in unterschiedlichem Ausmaß. diese Anforderungen.

3.1 San-Arena-Parcour

Der San-Arena-Parcour bietet räumlich, optisch und akustisch eine perfekte Unfall-situation, wobei in verschiedenen Szenarien Verkehrs-, Verbrennungs- und Explosions-unfälle, Arbeitsverletzungen mit traumatischer Amputation sowie Gerüst- und Elektro-zwischenfälle in realistischer Umgebung dargestellt werden. Die zu versorgenden Opfer sind entweder der Situation entsprechend geschminkte Personen oder spezielle San-Arena-Phantome (2). Diese zeichnen sich aus durch:

- eine gute Beweglichkeit von Kopf und Extremitäten
- eine Variation der Atemfrequenz, wobei die Ausatemgeräusche hörbar sind und
  die Bauchdecken sich atemsynchron heben und senken
- einen tastbaren Puls, der der Herzfrequenz entspricht,
- die Möglichkeit der Darstellung von arteriellen Blutungen.

Zusätzlich zur variablen Pupillenreaktion ist ein verbaler Kontakt zwischen Phantom und Helfer über ein Mikrophon hergestellt: Das Phantom antwortet auf Fragen des Helfers [3].

Das Schwergewicht und damit die Vorteile der San Arena bestehen im zielgerichteten praktischen Handeln, auch unter Streßbelastung. Diese Affektstabilisierung des Helfers ist Voraussetzung zur geordneten Durchführung von Hilfsmaßnahmen am Patienten [3, 7]. Mittels Checkliste oder Videokontrolle kann eine Evaluierung der Leistung erfolgen. Durch Variation des Notfalldesigns kann man sich an die unterschiedlich qualifizierten Helfer anpassen.

3.2 Multifunktionsmodell und Videokassetten/Fernseheinsatz

Auf gleichem Niveau kann das Multifunktionsmodell, kombiniert mit Videoband/Fernseheinrichtung, eingeordnet werden. Dabei werden Helfer wie Zu-schauer zunächst mit einem vorbereiteten Videoclip mit dem Unfallhergang bekannt gemacht. Zum Beispiel: Motorradfahrer fährt zu schnell, schleudert in der Kurve und stürzt. Nach dieser optischen "Einstimmung" wird das Team mit dem Modell konfron-tiert und muß die Erstversorgung durchführen. Eine Evaluierung der durchgeführten Maßnahmen ist mit Video-Kassetten-Aufzeichnung oder Checkliste möglich.

Vergleicht man beide Systeme miteinander, dann ist die Atmosphäre, das Enviroment in der San Arena nicht überbietbar verdichtet. Beim Multifunktionsmodell ist die Umgebung zwar nur angedeutet, dafür aber der Unfallhergang fernsehmediengerecht in bewegten Bildern dargestellt. Bei Abwägung der erforderlichen Investitionen, der not-wendigen Unterhaltskosten und der Mobilität der Einrichtung (Tab. 9) liegen viele Vorteile aufseiten des Multifunktionsmodelles mit Videoeinsatz.

Simulation		
Vergleich	**San Arena**	**Multifunktionsmodell /Video**
Atmosphäre	verdichtet	mediengerecht, bewegtes Bild
Unfallmanagement	optimal	eingeschränkt
Patientenversorgung	optimal	optimal
Investition	hoch	preiswert
Unterhalt	kostenintensiv	preiswert
Beweglichkeit	stationär	mobil

Tab.9: Vor-/Nachteile der San-Arena und des Multifunktionsmodells

4. Realistische Unfall/Katastrophendarstellung

Die realistische Unfall- bzw. Katastrophendarstellung muß als höchste Form der
Simulation angesehen werden, wenn man den möglichen medizinisch-logistischen Erkenntnisgewinn zugrunde legt. Die Kooperation mit anderen Hilfsorganisationen, wie
dem THW, der Feuerwehr, der Polizei und dem Verwaltungsstab, kann trainiert werden. Triageübungen unter Streß führen selbst bei Simulation solcher Ereignisse zu Kon-
fusions- und Frustrationsgefühlen (8), so daß auch hier überhastet reagiert, in falsche
Dringlichkeitsstufen eingeordnet und unangemessen therapiert wird. Nachteil ist der
sehr hohe Aufwand an Personal, Material, Zeit und Geld.

Zusammenfassung

Reale Modelle werden in graphische und physikalische Formen eingeteilt (Tab. 10);
von den physikalischen Simulatoren kann man die reinen Computermodelle abgrenzen
[9].

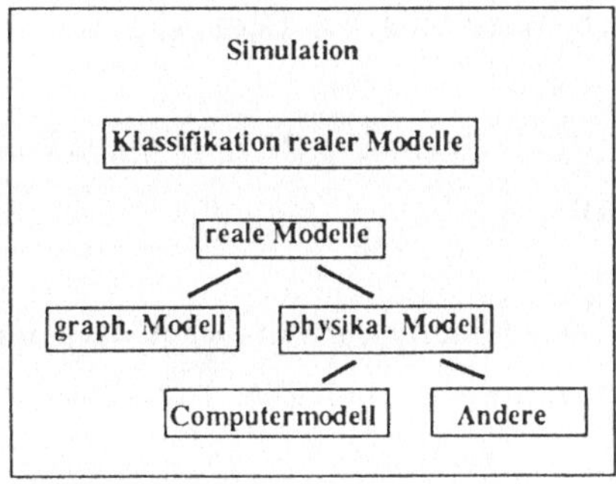

Tab.10: Einteilung realer Simulationsmodelle

130

An unsere Basissimulatoren stellen wir die Anforderung des naturgetreuen Aussehens, der realistischen Verformbarkeit und Beweglichkeit sowie die Möglichkeit, Techniken wirklichkeitsnah trainieren zu können. Sieht man von der begrenzten Belastbarkeit und dem hohen konstruktiven Aufwand ab, dann bieten diese Modelle die Möglichkeit, den Patienten, wenn auch idealisiert, zu ersetzen, Techniken auch im Detail oft und mit steigenden Schwierigkeiten zu wiederholen. Fehler werden analysiert und korrigiert und die Übungen können zielgruppenmäßig angepaßt werden.

Durch verstärkten Einsatz von Computermodellen kann die Simulation in der Notfallmedizin weiterentwickelt werden. Die Auswirkungen z.B. eines O_2-Mangels oder einer Kreislaufdepression auf den Organismus kann mit entsprechend entwickelten Computerprogrammen nachgezeichnet werden. Die computergestützte Simulation solcher metabolischer Prozesse auf zellulärer oder Organebene trifft sich hier mit den künftigen Forschungsschwerpunkten der Notfall- wie auch Intensivmedizin:

- Der Verlängerung der Zeitspanne des klinischen Todes
- der Erholung von Vitalorganen nach einem Atem-Herz-Kreislauf-Stillstand.

Dabei kann uns die Simulation eine wertvolle Hilfe sein.

Literaturverzeichnis:
[1] Good, M.L., Gravenstein, J.S.: Anesthesia Simulators And Training Devices., Int. Anesthesiology Clinics Vol. 27 No 3 pp 161-166 (1989)

[2] Gravenstein, J.S.: Training Devices And Simulators. Anesthesiology 69: 295-297 (1988)

[3] Grimm, H., Blümel, T.: Erste Erfahrungen mit der "San-Arena Bayern", aus: W. Mauritz und K. Steinbereithner: Cardiopulmonale und cerebrale Reanimation. Verlag Wilhelm Maudrich, Wien München Bern (1987)

[4]. Krichhoff, R., Linde, H.-J.: Recording Rescusi Anne-Ambu-Simulator, Notfallmedizin 6: 646-647 (1980)

[5] Lotz, P., Hirlinger W.-K., Ahnefeld, F.W.: Der AMBU-Intubationstrainer - ein Übungsgerät für notfallmedizinische Methoden, Notfallmedizin 9: 1091-1099 (1983)

[6] Martens, G., Zapf, Ch. L.: Entscheidungsfindung (decision support), In: Konzepte zur Vermeidung menschlicher und technischer Fehler in der Anaesthesie, Hrsg: E. Rügheimer Springer Verlag Berlin 1989

[7] Reist, K.: San Arena: Simulierter Notfall - damit aus theoretischen praktische Nothelfer werden, Teil I-III Notfallmedizin 10: 126-832 (1984)

[8] Scanner, P.H., Wolcott, B.W.: Streßreaktionen bei Simulation von Massenkatastrophen, Ann Emerg. Med. 12: 426 (1983)

[9] Schmidt, B.: Systemanalyse, Modellaufbau, Simulation -Grundlagen des Simulationssystems Simplex II, Simulation Environments; Procedings of the European Simulation Conference. Juni 1988 Nizza, R. Huntsinger et al, Publication of SCS.

[10] Thiemens, E.: Ambu-Simulator - Lehr- und Übungsgerät für die kardiopulmonale Reanimation, Notfallmedizin 4: 449-452 (1978)

[11] Thiemens, E.: Dräger-Laerdal Übungssystem zur Herz-Lungen-Wiederbelebung, Notfallmedizin C: 232-233 (1978)

Notfallsimulation in der Beatmung

Horst Frankenberger, Lübeck

1) Notfallsituationen während einer Beatmung - Notwendigkeit zur Einweisung des Personals

Die Anwendung von unterschiedlichsten Beatmungstherapieformen gehört heute zu weit verbreiteten Techniken in der Anästhesie und Intensivmedizin. Der Erfolg einer Beatmungstherapie ist von einer Vielzahl von Randbedingungen abhängig. Wesentlich wird dieser Erfolg von der Güte einer Kette beeinflußt, in der das Wissen und die Kenntnisse des ärztlichen und pflegerischen Personals, der Zustand des Patienten und die beatmungstechnischen Möglichkeiten eines Respirators tragende Glieder sind. Die Güte des Zusammenwirkens der einzelnen Glieder hat ebenfalls einen wesentlichen Einfluß auf den Erfolg einer Beatmungstherapie. Treten Störungen an den einzelnen Gliedern dieser Kette auf oder an den Verbindungsstellen zwischen diesen Gliedern, so hat dies im allgemeinen Notfallsituationen in der Beatmung zur Folge.

Im Rahmen dieses Beitrags werden einige Störungen untersucht, die zu Notfallsituationen führen können. Aufgezeigt werden Möglichkeiten zur Reduzierung der Wahrscheinlichkeit, daß derartige Situationen auftreten. Der Ansatz hierzu ist in der Notwendigkeit zur Schulung und Einweisung des Personals zu sehen - unter Einsatz von hierzu geeigneten Simulatoren und Simulationsmodellen. Im Mittelpunkt der Betrachtungen stehen dabei Notfallsituationen, die durch

- Störungen an den Schnittstellen Gasversorgung - Beatmungsgerät,
  Beatmungsgerät - Patient

- extreme, aber mögliche Geräteeinstellungen

- nicht sachgerecht eingewiesenes Personal

verursacht werden können. Nicht betrachtet werden in diesem Zusammenhang Notfallsituationen, die durch gerätebedingte Fehler verursacht werden können.

1.1) Notfallsituationen durch Störungen an den Schnittstellen Gasversorgung - Beatmungsgerät, Beatmungsgerät - Patient

Eine von der anwendungstechnischen Seite unabdingbare Voraussetzung für den Erfolg einer Beatmungstherapie ist, daß an den Schnittstellen Gasversorgung - Beatmungsgerät und Beatmungsgerät - Patient keine Störungen auftreten, die gleichbedeutend mit einer Störung der Gasversorgung des Patienten sind. Wird beispielsweise der Gasversorgungsstecker durch unabsichtliche Betätigung von der Arbeitsposition in die Parkposition überführt, so ist dies mit einem sofortigen Ausfall der Gasversorgung für das Beatmungsgerät gleichbedeutend, ein folgenschwerer Ausfall, der für einen ungeübten Anfänger sehr schwer zu erkennen und zu beheben ist. Auch zwischen Beatmungsgerät und Patient sind eine Vielzahl von Verbindungsstellen vorhanden, an denen im ungünstigen Fall Diskonnektionen, Leckagen und Stenosen auftreten können. Da im klinischen Alltag einer Intensivstation Störungen an den genannten Verbindungsstellen bis heute nicht auszuschalten sind, besteht die Notwendigkeit, angehende Beatmungsspezialisten auch auf diese Komplikationsmöglichkeiten vorzubereiten. In Analogie zur Schulung von Piloten in Simulatoren zur sicheren Beherrschung von Gefahrensituationen ist auch hier zur Schulung von Ärzten, Schwestern und Pflegern der Einsatz von Störfallsimulatoren zu fordern.

1.2) Notfallsituationen durch extreme, aber mögliche Geräteeinstellungen

Für die Durchführung der Beatmung und den progressiven Übergang zur Spontanatmung ist der Einsatz unterschiedlicher Beatmungsverfahren möglich. Die damit verbundene Komplexität der Respiratorsysteme führt dann zu einer großen Zahl von Fehlbedienungsmöglichkeiten, wenn das Bedienungspersonal nicht die Möglichkeit hat, sich im Ungang und in der Handhabung dieser Gerätesysteme systematisch zu schulen. Die fehlerhafte Anwendung bzw. Bedienung eines modernen Beatmungsgerätes mit deutlich mehr als zehn unterschiedlichen Einstell- und Über-wachungsfunktionen kann unter Umständen zu einer lebensgefährlichen Bedrohung des Patienten führen [1, 2]. Beispiele hierzu sind die Einstellung von extremen, aber möglichen Beatmungsparametern bei einer Inversed Ratio Ventilation, die Einstellung von hohen Gasflußraten bei niedrigen Beatmungsfrequenzen und hohen Atemhubvolumina, etc. Fundierte Kenntnisse zur Anwendung und Bedienung medizintechnischer Geräte sind Voraussetzung zur Vermeidung gefährlicher Kom-plikationen. Der Einsatz geeigneter Simulatoren ist auch hier zu fordern.

134

1.3) Notfallsituationen durch nicht sachgerecht geschultes Personal

Auch aus dem Tatbestand, daß auf Intensivstationen dreimal am Tag "Arbeitsplätze"
mit durchschnittlich mehr als zehn Geräten pro Patient zu übergeben sind und daß mit
einer ca. 20%igen jährlichen Mitarbeiterfluktuation zu rechnen ist, läßt sich der
Stellenwert der Mitarbeiterschulung ermessen [3]. Nur ein optimales Zusammenwirken
von ärztlichem und pflegerischem Handeln einerseits mit dem anwendungsgerechten
Einsatz medizintechnischer Gerätesysteme andererseits ermöglichen die Erfolge der
heutigen Intensivmedizin.

Cooper und Mitarbeiter [4] kamen bei der Untersuchung von 1089 anästhesiologischen
kritischen Zwischenfällen zu dem Ergebnis,daß über 68 % dieser Zwischenfälle auf
menschliches Versagen zurückzuführen sind. Cooper, Newbower und Kitz [5]
untersuchten 583 Zwischenfälle, die auf menschliches Versagen zurückzuführen sind.
11 % konnten auf Probleme mit dem Atemsystem zurückgeführt werden, 6 % auf eine
Diskonnektion bei der Infusion. Über die Häufigkeit von kritischen Zwischenfällen
macht eine von Williamson und Mitarbeitern [6] in Australien durchgeführte Studie
eine Aussage. Bei 9500 untersuchten Anästhesien waren 114 kritische Zwischenfälle
ohne Todesfall zu verzeichnen.

Eine Reduzierung dieser Zahlen ist nur zu erwarten, wenn der Anwender während der
Ausbildung und Schulung mit typischen Notfallsituationen konfrontiert wird, wie sie in
der klinischen Praxis auftreten. Gaba und DeAnda erheben in [7] ebenfalls diese
Forderung und weisen auf este Ergebnisse bei dem Einsatz eines
Anästhesiesimulationssystems hin. Gravenstein unterstreicht in [8, 9] diese
Forderungen.

Aus juristischer Sicht unterstreicht die Verordnung über die Sicherheit
medizinischtechnischer Geräte (Medizingeräteverordnung MedGV) [10] diese
Forderung. Für Anwednder und Betreiber sind Verpflichtungen zur Ausbildung an
medizinischtechnischen Geräten festgelegt worden. Zugrunde gelegt werden dabei u.a.
Kenntnisse und Fähigkeiten zur Funktionsüberprüfung eines Gerätes. Für die
Einweisung in die Handhabung der Geräte sind Ärzte, Schwestern und Pfleger so zu
schulen, daß sie den sicheren Einsatz der Geräte am Patienten gewährleisten. In § 10
der MedGV wird gefordert: medizinischtechnische Geräte der Gruppen 1 (wie z.B.
Beatmungsgeräte) und 3 dürfen nur von Personen angewendet werden, die am Gerät
unter Berücksichtigung der Gebrauchsanweisung in die sachgerechte Handhabung

eingewiesen worden sind. Die Forderung nach geeigneten Simulatoren zur Einweisung ist hier zu erheben.

2.) Struktur von Simulationsmodellen

"Simulation" ist die Nachbildung eines dynamischen Prozesses in einem Modell, um zu Erkenntnissen zu gelangen, die auf die Wirklichkeit übertragbar sind [11, 12]. Mit dem Begriff "Simulation" ist also ein experimentelles Vorgehen verbunden, bei dem bestimmte Eigenschaften eines bilogischen Systems nicht am Patienten, sondern ersatzweise an einem geeigneten Modell, dem Simulator, erklärt, demonstriert, untersucht und geübt werden können. Arzt, Schwester, Pfleger, Patient und medizin-technische Gerätesysteme bilden einen in sich geschlossenen Regelkreis. Simulation bedeutet hierbei, daß dieser Regelkreis in einem anderen Medium abgebildet wird, entweder als Ganzes bzw. in wesentlichen Funktionen oder in wesentlichen Funktionen unter Beibehaltung von Komponenten, die im ursprünglichen System ebenfalls vorhanden sind.

Es lassen sich Simulationsmodelle angeben, mit denen das tatsächliche System

- physikalisch ähnlich
- physikalisch und/oder

mathematisch analog nachgebildet wird.

2.1) Physikalische Nachbildung

Eine Möglichkeit der Simulation besteht darin, wesentliche Komponenten des tatsächlichen Systems, wie z.B. das auf einer Intensivstation zum Einsatz kommende Beatmungsgerät mit seiner Logistik inklusive der Atemschlauchsysteme, der Verbindungskonnektoren bis hin zum Endotrachealtubus in dem Simulationsmodell mit zu verwenden. Ein enger Bezug zwischen Original und Modell bleibt erhalten, speziell wenn die Schulung von Gefahrensituationen im Mittelpunkt steht, die an den Schnittstellen zwischen Energieversorgung und Beatmungsgerät und zwischen Beat-mungsgerät und Patient auftreten können. Ein Schwerpunkt der Ausbildung läßt sich auf das Erlernen und Beherrschen von kritischen Situationen legen. Ein Beispiel hierzu ist auch in den Simulationsmodellen zu sehen, mit denen das Intubieren von Beatmungspatienten geübt werden kann. Hier wird der Versuch unternommen, in einer "Patientenpuppe" die Atemwege im Trachealbereich physikalisch ähnlich nachzubilden.

2.2) Physikalisch und/oder mathematisch analoge Nachbildung

Eine weitere Möglichkeit der Simulation besteht darin, das tatsächliche System, wie z.B. die Lunge des zu beatmenden Patienten, durch ein System nachzubilden, das sich für bestimmte Eigenschaften physikalisch und/oder mathematisch analog wie die beatmete Lunge verhält. Betrachtet man beispielsweise den Einfluß von lungenmechanischen Parametern, wie Resistance und Compliance, auf die Beatmung, so sind hierfür sowohl physikalisch analoge als auch mathematisch analoge Modelle bekannt. Über die Anwendung physikalischer Grundgesetze zur umkehrbar eindeutigen Abbildung des Ursprungssystems auf ein strukturell gleichartiges pneumatisches System mit Strömungswiderstand und pneumatischer Kapazität lassen sich an einem mechanischen Modell Verhaltensweisen aufzeigen, die bei der Beatmung einer Lunge mit Hilfe eines Beatmungsgerätes zu berücksichtigen sind.

Mathematisch analoge Modelle beruhen darauf, das Verhalten des tatsächlichen Systems, in diesem Fall der beatmeten Lunge, näherungsweise durch mathematische Gleichungen zu beschreiben . Diese Art der Simulation nutzt die Möglichkeiten von Rechnersystemen und erlaubt mit Hilfe von Meßdaten, die z.B. während einer Beatmung gewonnen werden, die Wirkung von am Beatmungsgerät vorgenommenen Einstellungen auf lungenmechanische Parameter der Patientenlunge abzuschätzen. Bei Verstellungen der Einstellparameter errechnet die Programmroutine markante Druckwerte, die zur Konstruktion eines Druck-Zeit-Diagramms führen. Beispiele hierzu wurden von Baum [13] vorgestellt.

3.) Simulationsmodelle zur Mitarbeiterschulung

3.1) Störfallsituationen

Abweichungen vom Sollzustand, die auf Störungen der "Technik" oder auf Störungen an der Schnittstelle "Technik - Patient" zurückzuführen sind, treten meistens zu unerwarteten Zeitpunkten auf. Ein wesentliches Ausbildungselement ist daher das Erzeugen von klinisch relevanten Veränderungen an diesen Schnittstellen mit Hilfe von Störfallsimulatoren und das rechtzeitige Erkennen und Beheben von Veränderungen an diesen Schnittstellen durch den Auszubildenden.

Betrachtet man beispielsweise den Arbeitsablauf an den Schnittstellen Energieversorgung - Beatmungsgerät - Patient, so lassen sich klinisch relevante

Störfallarten in einem geeigneten Trainingssimulator erzeugen. Kommen in diesem Teil des Simulators Hardware Elemente zum Einsatz, wie sie auf Intensivstationen Verwendung finden, so läßt sich mit Hilfe eines physikalischen Simulationsmodells der Schwerpunkt der Ausbildung auf das Erlernen und Beherrschen von kritischen Situationen legen, wie sie an den genannten Schnittstellen während einer Beatmung auftreten können. Zu nennen sind hier Störfälle, wie:

- Diskonnektion von Atemschläuchen
- Leckagen an Verbindungsstellen von Atemschläuchen
- Tubusleckagen
- Stenosen durch Abknicken von Atemschläuchen
- Unterbrechnungen an der Verbindungsstelle "Gasversorgung - Beatmungsgerät"
Zum Einsatz kommen können hier Hardware Elemente, wie z.B.:
- Steckverbindungen und Wandsteckdosen für Druckgase der zentralen Gasversorgung
- Atemschlauch Konnektoren gemäß ISO
- Endotrachealtuben

Zielvorstellung ist es hier, daß der Auszubildende die gleichen Tätigkeiten durchführt, wie er sie z.B. bei einer Diskonnektion von Atemschläuchen auf einer Intensivstation durchzuführen hat. Da Schulung die Vermittlung von Kenntnissen und Fähigkeiten beinhaltet, kann durch Übung - auch unter Streßbedingungen - die Voraussetzung geschaffen werden, daß auch in kritischen Situationen unter Realbedingungen richtig gehandelt wird.

3.2) Extreme, mögliche Geräteeinstellungen

Der Geräteeinsatz kann vom Anwender an Simulatoren geschult werden, um die im Zusammenspiel Beatmungsgerät - Patient ablaufenden lungenmechanischen Vorgänge zu verdeutlichen. Bei der Einstellung des Beatmungsgerätes, das an einen Patienten angeschlossen ist, ist der Atemwegdruck in der Lunge des Patienten nicht oder nur mit hohem Aufwand zugänglich. Zur Veranschaulichung des Prozeßverhaltens ist diese Größe in Lungensimulatoren leicht zugänglich und kann beispielsweise neben dem Verlauf des Atemwegdrucks am Y-Stück aufgezeichnet werden. Darüber hinaus kann der Anwender das Systemverhalten Beatmungsgerät - Lungenmechanik bei extremen, aber möglichen Geräteeinstellungen untersuchen. Ein Beispiel hierzu stellt die Inversed Ratio Ventilation IRV dar. Die Erfahrung, daß der Aufbau eines "PEEP" in der Lunge bei ungünstig gewählter IRV-Einstellung nicht an einem Druckmeßgerät erkannt werden kann, das zwischen Beatmungsgerät und Y-Stück liegt, gehört mit zu den "Aha-Erlebnissen", die im klinischen Alltag am Patienten nicht vermittelt werden können.

Verdeutlicht werden kann, welche Einstellparameter am Beatmungsgerät variiert werden müssen, wenn beispielsweise eine Veränderung der Compliance während einer IPPV-Beatmung mit zeitgesteuerten Beatmungsgeräten auftritt oder wenn unterschiedliche Atemwegwiderstände zwischen linker und rechter Lungenhälfte vorliegen.

3.3) Sachgerechte Handhabung

Eine sachgerechte Handhabung kann geschult werden, wenn die Wechselwirkungen zwischen den zum Einsatz kommenden Geräten und wesentlichen Patientenfunktionen transparent gemacht werden können. Erforderlich sind hierzu Simulatoren, die wesentliche Funktionen des Originals physikalisch ähnlich und physikalisch / mathematisch analog nachbilden. Simulatoren mit diesen Funktionen ermöglichen praktische Übungen zur Handhabung und Funktionsweise von Geräten, die am Patienten zum Einsatz kommen. Für Beatmungsgeräte sind Lungensimulatoren erforderlich, die z.B. die Wechselwirkungen zwischen einem Beatmungsgerät und den mechanischen Eigenschaften einer Lunge transparent machen. Der Einfluß von Parametern, die am Beatmungsgerät eingestellt werden können, wie z.B. Volumen, Flow, Druck, Frequenz, Atemzeitverhältnis, PEEP auf die Füll- und Entleerungszeiten bei unterschiedlichen Resistance- und Compliancewerten der Lunge können an einem physikalisch analogen Modell erklärt, demonstriert, untersucht und geübt werden. Der von Lotz [14] beschriebene Lungensimulator LS 800 ist ein Beispiel für ein physikalisch analoges 2-Kompartiment Lungenmodell, mit dem die angesprochenen Einflüsse veranschaulicht werden können. Dieser Simulator ist ein passiver Lungensimulator, von sich aus kann er keine Eigenatmung des Patienten simulieren. Weitgehend erfüllt werden diese Anforderungen von aktiven Lungensimulatoren, wie sie von Obermayer [15] entwickelt wurden.

3.4) Real-time Simulation

Neben der angesprochenen physikalischen Nachbildung von realen Modellen bis hin zu Störfallsimulatoren sind rechnergestützte Simulationsprogramme als Hilfe für Beatmungsgeräteeinstellungen in Zukunft vorstellbar. Beispielsweise kann das Verhalten des Systems "Patient - Beatmungsgerät" anhand von Meßdaten, die online während der Beatmung gewonnen werden, softwaremäßig nachgebildet werden. Vorstellbar ist, daß dem Arzt über entsprechende in das Beatmungsgerät integrierte Rechenroutinen die Reaktion der Patientenlunge auf geplante Veränderungen von Einstellungen am Beatmungsgerät mitgeteilt wird. Eine Erhöhung des Gasflußes während der Inspirationszeit verändert die Atemdurckkurve. Die über Simulationsprogramme errechnete Atemdruckkurve gibt dem Arzt dann ein direktes Feedback zu geplanten Veränderungen von Einstellparametern am Beatmungsgerät. Voraussetzung für diese real-time Simulation sind entsprechende Meßwertaufnehmer und Mikroprozessoren, wie sie bereits heute in modernen Beatmungsgeräten vorhanden sind. Mit diesen Simulationsmöglichkeiten können dem Anwender schnelle Einstell-hilfen gegeben werden, was eine wesentliche Voraussetzung zur Optimierung von Arbeitsabläufen darstellt.

4.) Ausbildungsparcours "Beatmung"

Entwickelt wurde von dem Labor für Biomedizintechnik der Fachhochschule Lübeck in Zusammenarbeit mit dem Institut für Anästhesiologie der Medizinischen Universität Lübeck ein Ausbildungsparcours "Beatmung zum Training von Notfällen und zur Vermeidung von Fehlern". Er besteht aus den vier Komponenten:

4.1) Langzeitbeatmungsgerät

Zum Einsatz kommen Langzeitbeatmungsgeräte, wie sie auf Intensivstationen vorhanden sind. Für den ersten Aufbau wurden die Beatmungsgeräte EVA und EVITA (Drägerwerk AG, Lübeck) gewählt. Über die in diese Geräte integrierte serielle Schnittstelle werden auftretende Alarmmeldungen, Meßwerte und Einstellparameter abgefragt und in den

4.2) Personalcomputer

eingelesen. Benutzt wird ein IBM-kompatibler Personalcomputer. Zur Ansteuerung der Störfallsimulator-Hardware ist der PC zusätzlich mit einer I/O-Karte (galvanisch getrennte Ein-/Ausgänge) ausgerüstet. Das computergesteuerte Lernprogramm dient zum einen dem Erlernen von Beatmungsabläufen, zum anderen der Schulung von zufällig auftretenden Störfallsituationen. Der Einzuweisende kann zwischen drei Berufsgruppen (Arzt, Pfleger/Schwester, Ingenieur/Techniker) auswählen. Entsprechend seiner Wahl führt ihn das Lernprogramm durch die Übungseinheit. Neben

140

der Beantwortung von Fragen über Grundkenntnisse der Beatmung, wie z.B. "Wofür ist
die Differenz zwischen Spitzendruck und Plateaudruck ein Maß?" wird der Lernende
aufgefordert, Einstellungen am Beatmungsgerät und Lungensimulator vorzunehmen,
um so das Systemverhalten bei "normalen" und "extremen" Geräteeinstellungen
kennenzulernen. Während sich der Benutzer auf die Beantwortung der Fragen
konzentriert, werden zufällig Störfälle ausgelöst, die beim Respirator zum Alarm
führen. Der Benutzer muß nun den Fehler mit Hilfe der Angaben des Respirator
erkennen und beheben. In diesem Demonstrationsprogramm, welches nur einen kleinen
Teil eines umfassenden Programmpakets darstellt, endet dieser Trainigsparcours nach
etwa zehn Fragen und zwei Einstellungen mit einer graphischen Auswertung auf dem
Monitor, die auch auf einem Drucker ausgegeben werden kann.

4.3) Lungensimulator

In diesem Aufbau kommt ein passiver 2-Kompartiment Lungensimulator mit den
einstellbaren lungenmechanischen Parametern: Resistance (Widerstand der Atemwege)
und Compliance (Elastizität der Lunge) zum Einsatz. Das Verhalten entspricht einem
Patienten ohne eigene Atemleistung. Der Anwender hat die Möglichkeit, die
Druckwerte in beiden Kompartimenten separat und am Übergang
Simulator/Beatmungsgerät abzulesen. Der Anschluß an das Beatmungsgerät erfolgt
über einen Endotrachealtubus, der in ein als Trachea gedachtes Plexiglasrohr eingeführt
und geblockt wird.

Der Simulator ermöglicht die Nachahmung von klinischen Krankheitsbildern, wie z.B.:

- Beatmung von Asthmatikern,
- Beatmung von Patienten mit restriktiven Lungenerkrankungen,
- Beatmung von Lungen mit Atelektasen.
In Entwicklung ist ein aktiver Lungensimulator zur Simulation der Interaktion von
Atmung und Beatmung.

4.4) Störfallsimulator

Mit dem Störfallsimulator können klinisch relevante Störfallarten an der Schnittstelle
"Patient-Beatmungsgerät" erzeugt werden, wie unter 3.1 beschrieben:

Darüber hinaus werden Störfälle an der Verbindungsstelle "Zentrale Gasversorgungsanalge - Beatmungsgerät" ausgelöst. Der Gasversorgungsstecker wird dabei von der Arbeitsposition in die Parkstellung überführt.

Zum Einsatz kommen Hardware-Elemente, wie sie im Klinkalltag benutzt werden, wie z.B.:
- Atemschlauch-Konnektoren gemäß ISO
- Endotrachealtuben
- Wandentnahmestellen und Steckkupplungen für Druckgase der zentralen Gasversorgung
Diese Hardware-Elemente werden aus Sicherheitsgründen pneumatisch über nicht sichtbare Schaltventile angesteuert. Alle Störfälle müssen vom Anwender korrigiert werden, wobei eine unsachgemäße Handhabung nicht zum Zerstören eines Bauteils führt. Nach Beheben des Störfalls kann dieser sofort wieder ausgelöst werden.

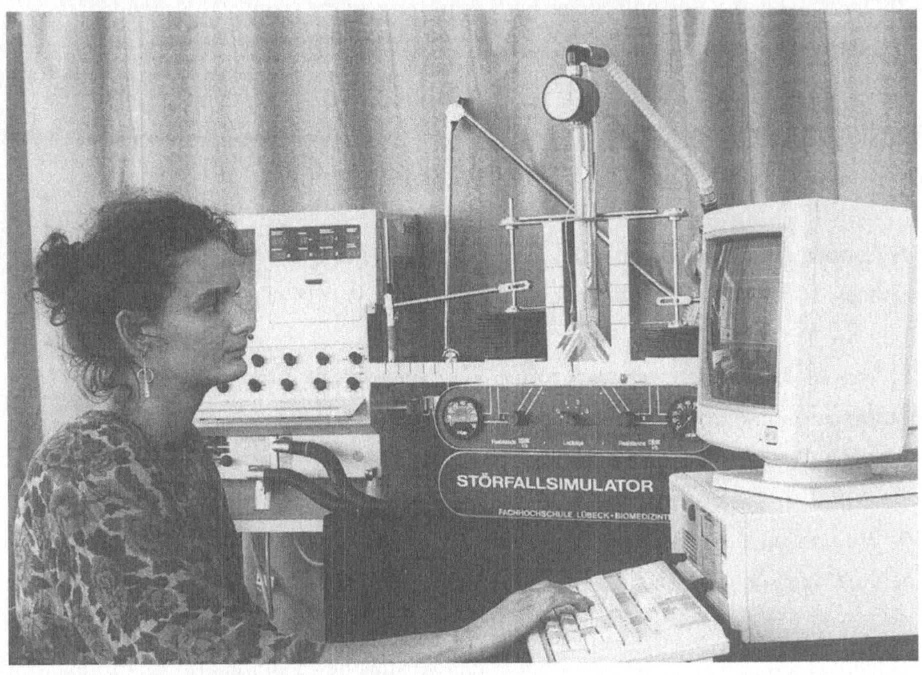

Abb.1: Ausbildungsparcours Beatmung mit Störfallsimilator

Abb. 1 zeigt den Ausbildungsparcours. Dieser Ausbildungsparcours ermöglicht:

- Aktualisierte Wissensvermittlung auf dem Gebiet der Beatmung.
- Praktische Übungen an Beatmun gsgeräten und Lungensimulator.
- Erkennen und Beheben von Fehlern an der Schnittstelle
  Beatmungsgerät - Patient mit anschließender
- Effektivitätskontrolle.

Er stellt somit eine effiziente Möglichkeit zur Mitarbeiterschulung, zur Optimierung von Arbeitsabläufen und zur Erhöhung der Patientensicherheit dar.

Literaturverzeichnis:

[1] Norman, J.: Education in anesthetic safety. Br. J. Anaesth. (1987), 922

[2] Obermayer, A.: Vorschläge zur Erstausbildung an medizintechnischen Geräten. Anästhesie und Intensivmedizin (1984)

[3] Friesdorf, W., Fontaine, L., Ahnefeld, F.W.: Medizintechnik Standortbestimmung und Chancen der Entwicklung. MT-Dialog, 3 (1988), 14

[4] Cooper, J.B., Newbower, R.S., Long, C.D., Mc Peek, B.: Preventable anesthetic mishaps: a study of human factors. Anesthesiology, 49 (1978), 399

[5] Cooper, J.B., Newbower, R.S., Kitz, R.J.: An analysis of major errors and equipment failure in anesthetic management: considerations for prevention and detection. Anesthesiology 60 (1984), 34

[6] Williamson, J.A., Webb, R.K., Pryor, G.L.: Anesthesia safety and the "critical incident" technique. Aust. Clin. Rev. 5, (1985), 57

[7] Gaba, D.M., DeAnda, A.: A comprehensive anesthesia simulation Environment: Recreating the Operating Room for Research and Training. Anesthesiology, 69 (1988), 387

[8] Gravenstein, J.S.: Training devices and simulators. Anesthesiology, 69 (1988), 295

[9] Good, M.L., Lampotang, S., Gibby, G.L., Gravenstein, J.S.: Critical events simulation for training in anesthesiology. J. Clin. Monit. 4 (1988), 140

[10] Verordnung über die Sicherheit medizinisch-technischer Geräte (Medizingeräteverordnung - MedGV). Bundesgesetzblatt (1985), 93

[11] Verein Deutscher Ingenieure: Anwendung der Simultionstechnik zur Materialflußlanung. VDI 3633 (1983)

[12] Schmidt, G.: Simulationstechnik. R. Oldenbourg Verlag München, Wien (1980)

[13] Baum, M.: Computersimulation bei Atmung und Beatmung. Workshop: Simulation in der Anästhesie und Intensivmedizin, Erlangen (1989)

[14] Lotz, P.: Einführung in die Mechanik der Beatmung mit praktischen Übungen an einem Lungenmodell. Manual 5699.1 (1984) Drägerwerk AG

[15] Obermayer, A.: Atmungssimulator für die technische Ausbildung von Ärzten und Schwestern im Anästhesiebereich. Betriebsanleitung, Institut für Anästhesiologie der Universität Erlangen-Nürnberg (1985)

Computergestützte Entscheidungsfindung

G. Martens

Am dritten Tag unseres Workshops lautet das Generalthema "Simulation und Künstliche Intelligenz - ein Ausblick"; es mag daher gestattet sein und ist auch mein Thema, weniger stringent auf spezielle Anwendungen von Simulationstechniken in der Anästhesiologie einzugehen als vielmehr solche in einen weiteren Rahmen, eben den der computergestützen medizinischen Entscheidungsfindung, einzubetten.

I. Entscheidungsstrategien

Computergestützte medizinische Entscheidungsfindung beruht auf der Bloßlegung der Art und Weise, wie Ärzte zu ihren medizinischen Bewertungen und Entscheidungen kommen und wie sich diese Prozesse geeignet auf Rechnern simulieren bzw. unterstützen lassen. Von besonderer Bedeutung ist hierbei, die angemessene Wissensrepräsentation aufzufinden, und das ist keineswegs unabhängig von der Art, wie in Rechnern Wissen überhaupt modelliert werden kann bzw. sollte - ein bis heute umstrittenes Problem, das bis in die Anfänge der EDV zurückreicht (J. von Neumann 1960) und am Ende dieses ersten Teils der Arbeit kurz verdeutlicht wird.

Beispiel: Ein Beispiel nichttrivialer Wissensrepräsentation ist die fraktale Kodierung komplexer, lokal selbstähnlicher Muster durch einige wenige Transformationsvorschriften, die das Bild in einem Iterationsprozeß aufbauen können. So läßt sich etwa die Kontur eines Farnblattes durch die Koeffizienten von vier linearen Ebenentransformationen kodieren [12]: Setzt man die Daten der durch diese vier Transformationen erzeugten Bildpunkte jeweils wieder in die Transformationen ein, so erzeugt man eine gegen das Abbild eines Farnblatts konvergierende Punktewolke. Dies zeigt, daß auch "chaotische" Strukturen algorithmische Repräsentation haben können.

Es gibt momentan im wesentlichen drei Ansätze zur Modellierung medizinischer Entscheidungsmechanismen [11, 20, 30, 34, 38]:

1. Beim **statistischen Konzept**, der (von Ledley und Lusted 1959 begründeten) sog. Decision Analysis, geht es vorrangig um Bewertungsfragen (value judgement), d.h. um die Interpretation der medizinischen Daten und die Abwägung medizinischer

Hypothesen und Aktionen (vgl. [1, 15]). Bei der medizinischen Diagnostik gehören dazu die Auswahl und Einschätzung der Tests und die Bewertung der Testergebnisse (ROC-Kurven-Analyse, [33], p.211-215). Bei der Festlegung der medizinischen Behandlung und der Bewertung der therapeutischen Entscheidungen bedient man sich im Rahmen einer Risikoabschätzung der linearen Nutzwertanalyse (v. Neumann, Morgenstern 1944; [33, p.229-234].

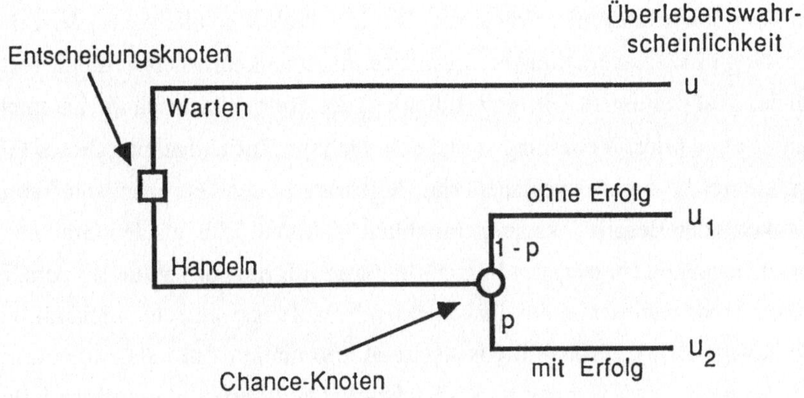

<u>Beispiel</u> (Nutzenkalkül: expected value):- vgl. Abbildung -

Sind die Erfolgswahrscheinlichkeit p einer Aktion sowie die zugehörigen Überlebens-wahrscheinlichkeiten u, u_1, u_2 bekannt (i.a. $u_1 < u < u_2$), so handle man, wenn der "erwartete Nutzen" $(1-p)u_1 + pu_2$ der Aktion den Nutzen u des Abwartens übersteigt, also $p > (u - u_1)/(u_2 - u_1)$ ist (im Extremfall $u_1 = 0$, $u_2 = 1$ also $p > u$).
Das Problem ist natürlich, p und insbesondere u, u_1, u_2 hinreichend zu kennen. Aus Stetigkeitsgründen reicht die Angabe geeigneter Intervalle (statt exakter Werte) für p, u, u_1, u_2, um zur Entscheidung zu kommen; dies wird im Rahmen einer Sensitivitäts-analyse untersucht. - Allgemeiner ist der Nutzen eine dimensionslose Größe, die Ein-stellung des Entscheidungsträgers hinsichtlich seiner Risikobereitschaft quantifizieren und die möglichen Ergebnisse der Entscheidung vergleichbar machen soll.

Die bei der Kombination medizinischer Daten entstehende Unschärfe wird mittels **statistischer Mustererkennung** abgeschätzt; dazu versucht man, den jeweiligen klinischen Befund mit vertrauten Krankheitsbildern, mit "idealen" Befundprofilen, in Einklang zu bringen. Im einzelnen verwendet man für dieses Klassifikationsproblem die folgenden quantitativen Techniken, deren "Kalibrierung" von den Anwendungen unabhängige klinische Studien erfordert:

(1) Diskriminanzanalyse: ein statistisches Trennverfahren, bei dem die innerhalb einer experimentellen Studie ("Trainingsphase") erhobenen klinischen Befunde so klassiert werden, daß man jeder Klasse K_i eine bestimmte Krankheit zuordnen kann. Daraus wird für alle K_i eine (meist lineare oder logistische) Diskriminanzfunktion ermittelt, aus der nach einer Testphase die Wahrscheinlichkeit berechnet werden soll, mit der ein neuer Befund der Krankheit(sklasse) K_i zugeordnet werden kann.

(2) Bayes-Formel: gibt im einfachsten Fall bei bekannter Sensitivität und Spezifität eines Tests sowie bekannter Prävalenz ("a priori-Wahrscheinlichkeit") der Erkrankung die (bedingte) Wahrscheinlichkeit an, mit der die Krankheit auch wirklich vorliegt, wenn der Test positiv ist. Die Anwendbarkeit der Formel ist durch die i.a. mangelhafte Kenntnis der a priori-Verteilung stark beeinträchtigt. Zur Umgehung dieses Problems interpretieren die sog. "Bayesianer" (im Gegensatz zu den "Frequentisten" unter den Statistikern) den Begriff "Wahrscheinlichkeit" subjektiv, d.h. als den Grad der subjektiven Gewißheit (besser: des Fürwahrhaltens) aufgrund des aktuellen persönlichen Kenntnisstands und nicht mehr als "objektive" Häufungswahrscheinlichkeit (de Finetti 1937, Savage 1954). "Probability is a state of information, not a state of nature" [25, p.17]. Als Maß für die durch eine Wahrscheinlichkeitsverteilung repräsentierte Unschärfe wird häufig der Entropiebegriff der Informationstheorie (Shannon 1948) herangezogen, da er zugleich die Auswahl der mit möglichst geringem systematischen Fehler (bias) behafteten Verteilung gestattet [10].

(3) Nichtklassische Methoden, d.h. Methoden, die Unschärfe nicht durch Wahrscheinlichkeiten beschreiben, da sie auf einer anderen Auffassung vom Wesen der Unschärfe beruhen. Hierhin gehören vor allem die Theorie unscharfer Mengen ("fuzzy sets", Zadeh 1965) und die Evidenztheorie (Shafer 1976). Die unscharfe Mengenlehre benutzt eine Funktion, die den Grad der Zugehörigkeit zur jeweils betrachteten Spezies festlegt. Als Verknüpfungsoperatoren von Zugehörigkeitswerten werden üblicherweise Minimum- bzw. Maximum-Bildungen verwendet. Dieser Theorie werden häufig dort Vorzüge eingeräumt, wo nicht nachprüfbare Aussagen auftreten, Aussagen also, bei denen der Wahrheitsgehalt grundsätzlich schlecht objektivierbar ist und somit die subjektive Beurteilung nicht nur vom Kenntnisstand des Beurteilenden abhängt, sondern auch von weiteren Beurteilungskriterien wie "gesunder Menschenverstand", gesellschaftliche Normen oder Konventionen (linguistische Unpräzision; Beispiel: Fast alle Römer waren ziemlich klein).
Die Evidenztheorie wurde als eine Erweiterung der Wahrscheinlichkeitstheorie konzipiert. Sie beruht auf der Betrachtung sog. Glaubwürdigkeitsfunktionen (belief

functions), deren Charakteristikum darin besteht, daß man sie in einer Art verallgemeinerter Bayes-Formel kombinieren kann (Dempster-Lambert-Formel), was als eine Methode der Verknüpfung von Evidenz aufgefaßt wird.

Die heftige Diskussion [13] zwischen Statistikern, Logikern, Systemtheoretikern und Anhängern der "Künstlichen Intelligenz" belegt, daß eine allgemein akzeptierte Theorie der Unschärfeverarbeitung nicht in Sicht ist.

Die statistische Mustererkennung ging ursprünglich (bei Version (1) und frequentistischer Verwendung von Version (2)) davon aus, daß alle nötigen Informationen vorhanden sind, bevor der Entscheidungsprozeß beginnt (statische Decision Analysis). Das entspricht nicht der klinischen Praxis, die eher ein Wechselspiel von diagnostischen und therapeutischen Maßnahmen beinhaltet. In der neueren dynamischen (oder sequentiellen) Decision Analysis [7] verwendet man daher Entscheidungsbäume [19] oder flexiblere "influence diagrams" [25], bei denen jeweils die Entscheidung zwischen unmittelbarer Behandlung oder der Ausführung eines zusätzlichen diagnostischen Tests per Nutzwertanalyse getroffen wird. Die hierzu benötigten Wahrscheinlichkeiten (an den Chance-Knoten, vgl. die Abb.) sind subjektive Wahrscheinlichkeiten, geschätzt von Experten. Schwierig bleibt die subjektive Festlegung von Erwartungswerten für den Nutzen, wenn objektive Maße, wie Mortalitäten, Morbiditäten, Lebenserwartungen etc., ungeeignet oder nicht bekannt sind [28].

2. Unzufriedenheit mit der normativen Sicht im statistischen Konzept führte zur Entwicklung des - scheinbar mehr dem menschlichen Vorgehen entsprechenden - **wissensbasierten Konzepts** (vgl. [7]). Dieses nutzt formalisiertes Expertenwissen, das sowohl pathophysiologisches Spezialwissen als auch heuristisches Know How umfaßt, letzteres oft in der Form von "Faustregeln" und Scores. Für jede anstehende Entscheidung werden die betreffenden Daten erst dann angefordert und be- und verwertet, wenn sie nötig sind, was häufig im Dialog mit dem Arzt erfolgt. Im einzelnen gibt es unterschiedliche Modelle, die teilweise auf Methoden der statistischen Mustererkennung zurückgreifen [29], Unschärfe aber häufig auch mit ad hoc-Methoden oder durch Ausschlachtung von Redundanz behandeln. Die Art der Wissensrepräsentation ist dementsprechend unterschiedlich (Algorithmen, semantische Netze, frames, prädikatenlogische Darstellungen) und kennzeichnet unterschiedliche Ansätze zur sog. **Symbolverarbeitung** [9, 23, 30]. Realisierungen auf Computern, wissensbasierte Systeme also, nennt man Expertensysteme, wenn sie eine Erklärungskomponente besitzen, die Vorgehensweise offenlegt, welche das System bei seinen Schlüssen verwendet hat.

Trotz des anderen Ansatzpunkts teilt die auf dem wissensbasierten Konzept beruhende sog. "heuristische Klassifizierung" grundlegende Probleme beim Design und bei der Kalibrierung mit der statistischen Mustererkennung [18].

3. Die Erfolge des wissensbasierten Konzepts bei schlecht strukturierten Problemen sind bescheiden geblieben. Auch aus diesem Grund wird dem bisher vorherrschenden Credo ("Paradigma") der Künstlichen Intelligenz, intelligentes Verhalten sei vorrangig Ausdruck von Symbolverarbeitung, neuerdings wieder das **neuronale Konzept** [11, 21] entgegengestellt, das die Informationsverarbeitung im Gehirn eher als einen dynamischen Prozeß der Erregungsübertragung durch Ausbildung und Vermittlung von Aktionspotentialen zwischen den Neuronen begreift. Dieser Ansatz zur **Parallel-verarbeitung** (Konnektionismus; Parallel Distributed Processing), maschinell simuliert, bedingt den Übergang von der klassischen von Neumann - Architektur der konventionellen (seriellen) Rechner zu Netzwerken aus sehr vielen gleichartigen und sehr einfachen Prozessoren ("Neuronen"), deren Verbindungen ("Synapsen") unter-schiedlich gewichtet, unterschiedlich durchlässig gestaltet werden können und so eine dynamische Kommunikationsstruktur zulassen (vgl. Tabelle).

	serielle Computer (bzw. konventionelle Parallelrechner wie CRAY X-MP):	Neurocomputer (neuronales Netzwerk):
Einsatz:	algorithmierbare Probleme	schlecht strukturierte Probleme
Hardware:	ein bzw. einige Prozessoren machen je "viel" - entscheidend ist die Program-mierung des Systems	sehr viele Prozessoren machen je "wenig" - entscheidend ist die Kom-munikation innerhalb des Systems
Arbeitsweise:	statische externe Programme; Verän-derungen bedeuten Programmieraufwand	dynamische Selbstorganisation des Systems anhand externer Beispiele (trial and error); Veränderungen sind erlernbar
Wissensrepräsentation:	externe Formalisierung (z.B. in Form von Produktionsregeln, semantischen Netzen, frames...)	nach Lernprozeß intern erstellte Ver-bindungsstruktur des Netzwerkes (schwierig interpretierbar)
Hauptfunktion:	Kalkulieren (Algorithmen auswerten)	Assoziieren (Transformationen ent-wickeln bzw. speichern)
Stärken:	Exaktheit; Nachvollziehbarkeit	Mustererkennung und komplexe Opti-mierung; Fehlertoleranz
Nachteile:	keine Fehlertoleranz	black box

Tab.:Traditionelle und neuronale EDV

In einem solchen Netzwerk steckt das jeweilige Systemwissen um ein Problem in der internen Verteilung der Verbindungsgewichte. Diese verteilte Wissensrepräsentation begünstigt die Verarbeitung von Unschärfe (Best Match versus Exact Match) und macht das System störunanfälliger (der Ausfall einiger Prozessoren ist i.a. relativ unproblematisch). Der Hauptvorteil aber liegt in der Möglichkeit, so wirklich lernfähige Systeme zu realisieren. Das beaufsichtigte Lernen anhand von Beispielen etwa vollzieht sich durch Anwendung einer - im übertragenen Sinn formuliert - "Synapsenmodifizier-Regel", die Verbindungsgewichte solange verändert, bis das System der Eingabe der Beispiele die jeweils gewünschte Ausgabe zuordnet ([21], p.318-362). Durch diesen rekursiven Prozeß sukzessiver Fehlerverminderung läßt man das Netz schließlich eine interne Verbindungsstruktur ausprägen, die für das betrachtete Anwendungsgebiet eine hinreichende Adaption des Outputs an den Input gewährleisten soll und gewissermaßen das "Wissen" über die angestrebte Ein-Ausgabe-Zuordnung intern verteilt abspeichert. Weitere Anpassungen geschehen durch erneute Lernprozesse. Das Lernen ist nur möglich, solange bei der Änderung der internen Wissensrepräsentation keine Instabilität auftritt. Schwierig und wohl oft willkürlich bleibt die Festlegung, wann man es als abgeschlossen betrachten soll, zumal da keine Verfahren existieren, die zuverlässig verhindern, daß das System sich in einen suboptimalen Zustand einschwingt.

Eine wichtige Anwendung neuronaler Netze sind die assoziativen Speicher, Speicher also, welche bei Eingabe eines Teilaspekts eines Objekts den Abruf der entsprechenden vollständigen Information auslösen (Retrieval grafischer Information, z.B. von Bildern).

Es ist zu vermuten, daß der Lerneffekt bei der neuronalen Mustererkennung Nachteile der statistischen Mustererkennung wettmacht (wie zweifelhafte a priori-Annahmen über die Verteilungen bzw. Kalibrierungsprobleme, d.h. zu hohe oder falsche Selektivität bei der Modellierung). Eine interessante Synthese beider Methoden sind die Bayesschen Netzwerke [13, p.357-369] zur Repräsentation unsicheren Wissens.

Neurocomputer werden wohl in absehbarer Zukunft auch in der Medizin eine Rolle spielen, obwohl man konzedieren muß, daß sie momentan durchaus auch eine Art "Modekrankheit" innerhalb der relativ traditionslosen Informatik darstellen. Erste Anwendungen in der Anästhesiologie zeichnen sich ab (z.B. zur Artefakt-Erkennung und Erzeugung intelligenter Alarme bei der kontrollierten Beatmung während der Narkose, [31]). In der Tat ist die Eigenschaft neuronaler Netze, sich wesentlich einfacher als die Software der traditionellen Computer an die sich verändernden Verhältnisse anpassen zu lassen, gerade im Hinblick auf klinische Anwendungen von besonderem

150

Interesse. Allerdings tut sich hier ein Dilemma sämtlicher entscheidungsunterstützender Systeme auf, das man als **"Update-Problem"** bezeichnen könnte und das sich - etwas schwarz/weiß gemalt - wie folgt beschreiben läßt: Entweder haben diese Systeme eine Erklärungskomponente, die ihr Tun nachvollziehbar macht, wie "traditionelle" Expertensysteme. Dann aber ist der Anpassungsaufwand an geänderte Bedingungen sehr groß ("knowledge acquisition bottleneck", [18]) und ohne problematische Normierungen und ohne industrielle Partner auf Dauer kaum zu leisten. Oder die Systeme sind wirklich lern- und anpassungsfähig, wie neuronale Netze. Dann aber ist die Art, wie sie zu ihren Ergebnissen kommen, i.a. kaum noch interpretierbar; sie werden autonom, d.h. ihre Brauchbarkeit und Performance lassen sich nur anhand von Beispielen überprüfen (black box). Hinter diesem Dilemma steckt ein grundsätzliches Problem der Informatik: die Vermutung, daß traditionelle ("algorithmische") und neuronale ("verteilte") EDV konzeptionell inkompatibel sind. Symbolverarbeitung und Parallelverarbeitung sind gewissermaßen komplementäre Wissensverarbeitungsprinzipien [17].

II. Einsatzmöglichkeiten innerhalb der klinischen Anästhesie und Intensivmedizin

In diesem zweiten Teil der Arbeit wollen wir konkrete Anwendungsmöglichkeiten computergestützter Entscheidungsfindung innerhalb der Anästhesiologie diskutieren. Je nachdem, ob der Computer wesentlich konkrete Patientendaten verarbeitet oder nicht, unterscheiden wir zwischen Realdatenverarbeitung und Fiktivdatenverarbeitung. (Eine andere Einteilung findet sich in [26].)

A. Realdatenverarbeitung

Auf zumindest drei Dinge wollen wir in diesem Zusammenhang nicht direkt eingehen: auf das (oft unmerkliche) Vordringen der Computer bei den medizintechnischen Geräten, insbesondere in der Signalverarbeitung, auf die Nutzung von Rechnern bei Studien, Datenbankauswertungen etc. sowie auf Entwicklungen zu Krankenhaus-Informationssystemen, die Patientendaten an relevanten Stellen in raschem Zugriff halten sollen. All dies trägt offensichtlich, obschon auf unterschiedliche Weise, zur Entscheidungsunterstützung bei.

In jüngster Zeit mehren sich Bestrebungen, die Benutzeranforderungen an Computersysteme in klinischer Anästhesie und Intensivmedizin festzuschreiben ([3]). Wichtige begrenzende Eckdaten sind m.E. die folgenden: Diese Systeme sollten

- nicht eigenständig Maßnahmen am Patienten auslösen, die den Patientenzustand
  direkt beeinflussen; die jeweils "letzte Entscheidung" hat der Arzt zu
  treffen und verantworten.
- nicht verwendet werden, wenn mit ihrem Einsatz keine neue Behandlungsqualität
  für den Patienten verbunden ist. Sie dürfen nur als nützliches Werkzeug, nicht
  als dogmatisches Medium fungieren und empfunden werden.
- jedenfalls in absehbarer Zeit nicht in einem allzu komplexen Sachgebiet zu einer
  therapierelevanten globalen Datenanalyse eingesetzt werden. (Die hierzu nötige
  Repräsentation von "common sense knowledge" ist nicht in Sicht.)

Dies ist ein Appell zum Design und Einsatz kleiner nützlicher Systeme, mit überschaubarem "Problemraum" und klar umrissenem Einsatzzweck. (Vgl. [8], 3.10; [23].)
Konkrete Einsatzschwerpunkte sind hier, "vor Ort" und weitgehend in Echtzeit-Verarbeitung, aufgelistet nach steigendem Schwierigkeitsgrad:

1. Ergonomie in weiterem Sinne, z.B.:
   - graphische Datenaufbereitung
   - Kalkulation abgeleiteter Parameter
   - Signaldatenverdichtung in besonderen Phasen
   - automatische Protokollierung ([40]; z.B. das Arkive System von Diatek Medical
     Technology Inc. am Ohio State University Hospital und am Burbank Hospital in
     Fitchburg, USA)
   - Auswertungssysteme der klinischen Performance (auditing systems) in Inselbereichen, wie Intensivstationen

2. direkte Unterstützung bei der Dateninterpretation, z.B.:
   - Trendanalysen, Früherkennung von Trendbrücken (besonders auf Intensivstationen, [37])
   - Analyse von Biosignalen, Bildinformationen und Labordaten
     (z.B. EKG, EEG, Röntgen, Butgasanalytik; [37])
   - intelligente Datenverdichtung, mit Unterdrückung nutzloser Information
     (z.B. unter Verwendung von Parallelsoftware zur Datenanalyse auf Intensivstationen, [6])
   - Überwachungssysteme ("watchdogs"; smart alarm systems).
     Prototypen solcher Systeme sind entwickelt z.B. zur Erzeugung spezifischer

Alarmmeldungen bei Narkosegerätsdefekten [31], zur kontinuierlichen, integrierten Überwachung von Kapnometrie, Echokardiographie und Ultraschall-Dopplerverfahren für die Erkennung der venösen Luftembolie [36] sowie zur Überwachung des hämodynamischen Monitorings während aortokoronarer Bypass-Chirurgie nach Beendigung der extrakorporalen Zirkulation [22].

3. Konsultationssysteme, die die Aufgabe haben, dem Anästhesisten beratend zu assistieren. Hier kann man unterscheiden zwischen den "passiven" Systemen - Systemen, die auf Befragung "warten", z.B. bei der Therapie zur Langzeitbeatmung [37] - und den "aktiven" Systemen, die von sich aus initiativ werden, z.B. bei der Diagnose von Hypoxie und unzureichender arterieller inspiratorischer Oxygenation im OP-Saal ([36]). Solche Systeme sind besonders nützlich:
- bei zu großer Datenfülle und so im Einzelfall schwieriger Auswahl der zu
  optimierenden Zielgrößen.
- bei Gefahr des Übersehens wichtiger Alternativen.
- bei der Analyse extrem seltener Ereignisse.
- bei Fehlen wirklicher Experten auf dem betreffenden Spezialgebiet.

Hiergegen ist die Gefahr abzuwägen, die darin besteht, daß ein System, jedenfalls wenn es zeitkritisch funktionieren soll und also nicht "rückfragen" kann, den Patienten weitgehend reduziert auf ein Konglomerat ständig variierender Meßgrößen, deren Bedeutung und Interdependenzen im einzelnen keineswegs abgeklärt sind. Selbst bei guter Artefaktanalyse spiegelt sich hierin kaum die komplexe Ganzheitlichkeit des Patienten wider. Zugleich stellt sich verschärft die Frage nach der Stabilität (Stetigkeit) des Systemverhaltens: marginale Änderungen im Input dürfen nicht zu drastisch veränderten System-Antworten führen. Gerade bei zeitkritischer Anwendung ist es problematisch, mit einem System zu arbeiten, das die Grenzen seiner Kompetenz nicht abschätzen kann (Problem der "brittleness", [18]). Dies, aber auch ein Mißerfolg nach begründetem Ignorieren der Systemvorschläge, wirft Fragen nach den juristischen Implikationen auf.

Beispiel: Da Intensivstationen einerseits zwar komplexe, andererseits aber in sich relativ geschlossene Einheiten sind, stellen sie eine lohnende Herausforderung für den probeweisen Einsatz von Konsultationssystemen dar. Wie ganzheitlich hier die Unterstützung sein sollte, ist Ansichtssache und Forschungsgegenstand. Das an der Stanford University in Entwicklung befindliche Expertensystem "Orchestra" [25] basiert konsequent auf dynamischer Decision Analysis (influence diagrams) und soll das Team auf der Intensivstation bei der Modellierung und Bewertung individueller Therapieempfehlungen fürs Beatmungsmanagement unterstützen. So kann beispielsweise in Abhängigkeit einstellbarer Schlüsselparameter wie FiO_2 über ein Netzwerk wichtiger Einflußgrößen (wie CO, CaO_2, Sauerstoff-Toxizität) die statistische Variable "Überlebenswahrscheinlichkeit" berechnet werden; die konkreten Werte der Schlüsselparameter sind dann jeweils so zu korrigieren, daß die Zielgröße "Überlebenswahrscheinlichkeit" maximiert wird (Nutzwertanalyse). - Auf andere Weise zielgesteuert ist das mit nichtstatistischen Methoden arbeitende Expertensystem "Intensiv" [4]. Es diagnostiziert Störungen (nicht tolerierte Normwertabweichungen) in den Vitalfunktionen, schlägt therapierende Maßnahmen vor und zeigt deren Wechselwirkungen an. In diesem Prozeß sind Modifikationen durch den Arzt jederzeit möglich. - Ein Problem für den probeweisen Einsatz solcher Systeme ist die Dateneingabe, solange diese die bereits vorhandenen Daten nicht automatisch übernehmen.

Die Entwicklung automatischer Regelungssysteme (closed loop systems), etwa zur Steuerung von geschlossenen Narkosebeatmungssystemen oder für die simultane Steuerung von mehreren Infusionspumpen, z.B. zur gezielten Blutdruckeinstellung, ist ein nicht ungefährlicher Trend, da hier der Patient direkt betroffen ist und Zweifel an der Robustheit dieser Systeme angebracht sind. (Vgl. auch [5]).

B. Fiktivdatenverarbeitung

Nicht eingehen wollen wir hier auf den in eher universellem Sinne entscheidungs-unterstützenden Einsatz von Rechnern bei medizinischen Literaturdatenbank-Recherchen (Stichwort: MEDLINE) sowie von wissensbasierten Systemen zur Benutzerführung beim Umgang mit Computersystemen (Stichwort: "intelligente Benutzerschnittstelle") und zur Normierung und Kodierung medizinischer Sprache (Stichwort: SNOMED) bis hin zum Großprojekt UMLS (Unified Medical Language System, [33]). Vielmehr beenden wir diesen Artikel mit den Möglichkeiten von CAI = computer aided instruction. Dabei kann man unterscheiden (mit wie üblich fließenden Übergängen):
- Simulation
- Personaltraining (Lernprogramme)
- kontext-sensitives Informationsretrieval (sog. Referenzsysteme)

Simulation bedeutet (nach meinem Verständnis) die Nachbildung eines realen dynamischen Prozesses durch einen wesentlich einfacheren dynamischen Prozeß, der wichtige Eigenschaften des realen Prozesses beschreiben soll und zu untersuchen gestattet. Auf diesem Workshop haben wir zahlreiche Anwendungen für Simulation bei Geräteprüfung, Schulung und Forschung diskutiert. Ein interessantes Beispiel ist dabei das von Herrn Friesdorf vorgestellte Trainingsprogramm "Simcord" (Anesthesia Simulator Recorder, [24]), das in einigen ausgesuchten Fallbeispielen den Patientenzustand während der (frei wählbaren) Anästhesie simuliert, insbesondere nach der Reaktion des Anästhesisten auf einen (unverhofften oder wählbaren) Narkose-Zwischenfall.

Auf andere Weise dienen die sog. Kritiksysteme dem Personaltraining, indem sie **geplante** Entscheidungen kommentieren [14, 16].

<u>Beispiel:</u> Vorwiegend als Kritiksystem konzipiert ist das Expertensystem "Atending" ([16]). Es unterzieht das geplante anästhesiologische Vorgehen bei Prämedikation, Narkose-Einleitung, Intubation und perioperativen Maßnahmen einer heuristischen (also nichtstatistischen) Risikoanalyse und schlägt ggf. Alternativen vor. Die Erfahrungen hiermit gaben allerdings Anlaß, Kritiksysteme eher in enger umrissenen Fachgebieten (d.h. bei kleinerem "Problemraum") einzusetzen, z.B. für das Beatmungsmanagement (FiO$_2$, PEEP, RR, TV, Totraum, Gerätebetreibungsmodus; [16]).

Referenzsysteme schließlich sind Auskunftsysteme, die durch kontextbezogenes Informationsretrieval den konkreten Entscheidungshorizont erhellen sollen. Dazu ist die gewünschte Information möglichst so aufbereitet zu präsentieren, wie der Benutzer dies in Anbetracht seiner Situation benötigt. Durch weitere Verzweigung im System kann die Information auf Wunsch erläutert bzw. vertieft werden. Damit sind Referenzsysteme sowohl als Entscheidungshilfe "vor Ort" (z.B. OP-nah) wie auch als eine Art elektronisches Kompendium für die Fortbildung der Anästhesisten einsetzbar. Da die Entscheidungshilfe passiv bleibt, entfallen manche der Bedenken [27], die zur Reserviertheit gegenüber Systemen aktiver Entscheidungsunterstützung führen.

<u>Beispiel:</u> Am Institut für Anästhesiologie der Universität Erlangen-Nürnberg wurde ein Referenzsystem "ISA" ([35]) für die anästhesiologischen Maßnahmen bei neurochirurgischen Operationen entwickelt. Es ist auf einem Apple-Macintosh-Computer realisiert, u.a. um bei dem OP-nahen Einsatz gänzlich ohne Tastatur auskommen zu können; die Systembedienung geschieht daher allein über die sog. Maus (durch "Anklicken" geeignet gekennzeichneter Bildschirmbereiche). Es gibt zwei Einstiegsmöglichkeiten ins System: entweder durch Auswahl eines neurochirurgischen Eingriffs oder ins "Umfeldwissen", das eher klinikunspezifische anästhesiologische Informationen enthält (z.B. über Prämedikation, Medikamente, Anästhesieverfahren, Monitoring, Komplikationen und Gerätebeschreibungen). Grundsätzlich erhält der

Anwender zunächst Basisinformationen in einer Art Checkliste, die knapp die wichtigsten Besonderheiten enthält, für den Erfahrenen "Reminder-Funktion" hat und sozusagen den Ausgangspunkt bei detaillierteren Informationswünschen darstellt (Anklicken von Stichworten).

Literaturverzeichnis:

[1] Balla, J.I., Edwards, H.M.: Some problems in teaching Clinical Decision Making. Med. Education 20 (1986), 487-491

[2] van Bemmel, J.H.: Formalization of medical knowledge. Editorial in: Meth. Inform. Med. 25 (1986), 191-193

[3] Castrén, A. et al.: User requirements for data systems in anaesthesia and intensive care. 1. ed., Intern. J. Clin. Monitor. and Comput. 5 (1988), 137-146

[4] Clevert, H.-D. et al.: Entwicklung und Erfahrungen mit einem Therapieunterstützungs- und Dokumentationssystem für die Intensivmedizin. Lexture Notes in Med. Inform. 36 (1988), 497-501

[5] Faeser, U.: Sicherheit von Infusionsapparaten mit Mikrocomputer. Biomed. Technik 3o (1985), 139-141

[6] Gelernter, D.: Informationsmanagement im Wandel. Spektrum der Wiss. 10/1989, 64-72

[7] Gorry, G.A.: Computer-assisted Clinical Decision Making.Meth. Inform. Med. 12 (1973), 45-51

[8] Gottinger H.W.: Computers in medical care: A review. Meth. Inform. Med. 23 (1984), 63-74

[9] Grémy, F.: Persons and computers in medicine and health. Meth. Inform. Med. 27 (1988), 3-9

[10] Guiasu, S., Shenitzer, A.: The principle of maximum entropy. Math. Intell. 7 (1985), 42-48

156

[11] Hecht-Nielsen, R.: Neurocomputing - picking the human brain. IEEE Spectrum 25 (3) (1988), 36-41

[12] Jürgens, H. et al.: Fraktale - eine neue Sprache für komplexe Strukturen. Spektrum der Wiss. 9/1989, 52-64

[13] Kanal, L.N., Lemmer, J.F. (Eds.): Uncertainty in Artificial Intelligence. Machine intelligence and pattern recognition Vol. 4, North-Holland: Amsterdam 1988

[14] King, P.H. et al.: Anesthesia Manager (AM): An interactive artificial intelligence (AI) system. Anesthesiology 65, No. 3 A (1986), A 537

[15] Kong, A. et al.: How medical professionals evaluate expressions of probability. New Engl. J. Med. 315 (1986) 740-744

[16] Miller, P.L.: Expert critiquing systems. Practice-based medical consultation by computer. Computers and Medicine. Springer: Heidelbarg 1986

[17] Minsky, M.: Connectionist models and their prospects. Preface in: Waltz, D., Feldman, J. A.: Connectionist models and their implications: Readings from Cognitive Sciences. Ablex Publ. Corp.: Norwood, N. J. 1988

[18] Musen, A.M., van der Lei, J.: Knowledge engineering for clinical consultation programs: modelling the application area. Meth. Inform. Med. 28 (1989), 28-35

[19] Pauker, S.G., Kassirer, J.P.: Decision Analysis. New Engl. J. Med. 316 (1987), 250-258

[20] Reggia, J.A., Tuhrim, S.: Computer-assisted Medical Decision Making. Computers and Medicine. Springer: Heidelberg 1985

[21] Rumelhart, D.E., Mc Clelland, J. L. (Eds.): Parallel distributed processing: Explorations in the microstructures of cognition, Vol. 1. MIT-Press: Cambridge, MA 1986

[22] Schecke, T. et al.: Knowlegde-based decision support for monitoring in anesthesia:Problems, design and user interaction. Lecture Notes in Med. Inform. 36 (1988), 256-263

[23] Schwartz, W.B. et al.: Artificial Intelligence in medicine: Where do we stand?
New Engl. J. Med. 316 (1987), 685-688

[24] Schwid, H.A., O'Donnell, D.: The Anesthesia simulator recorder. Preprint
Departm. of Anesthesiology, Univ. of Washington 1989

[25] Seiver, A., Holtzman, S.: Decision Analysis: A framework for critical care
decision assistance. Preprint Strategic Decisions Group, Menlo Park, CA 1988. Einge-
reicht bei: Int. J. Clin. Monitor. and Comput.

[26] Shortliffe, E.H.: Computer programs to support Clinical Decision Making. JAMA
258 (1987), 61-66

[27] Shortliffe, E.H.: Testing reality: The introduction of decision-support technologies
for physicians. Editorial. Meth. Inform. Med. 28 (1989), 1-5

[28] Sox, H.C.: Decision Analysis: A basic clinical skill? New Engl. J. Med. 316
(1987), 271-272

[29] Spiegelhalter, D.J.: A statistical view of uncertainty in expert systems. In: Gale
WA (Ed.): Artificial Intelligence and Statistics. Addison-Wesley: Amsterdam 1986, p.
17-55

[30] Vries, P., de Vries Robbé, P. F.: An overview of medical expert systems. Meth.
Inform. Med. 24 (1985), 57-64

[31] Westenskow, D.R. et al.: Computer-assisted decision support in the operating room
and intensive care unit. In: Abstracts of Scientific Papers. Ninth Medical Monitoring
Technology Conference. 20. - 23. 3. 89 in Vail, Colorado. J. Clin Monitor. 5 (1989),
303

[32] Wigertz, O.: Making decisions based on "fuzzy" medical data - can expert systems
help? Editorial in: Meth. Inform. Med. 25 (1986), 59-61

[33] Wigertz, O. et al.: Expert system knowledge transfer. Lecture Notes in Med.
Inform. 36 (1988), 317-377

158

[34] Williams, B.T. (Ed.): Computer aids to clinical decisions. Vol. I, II. CRC Press: Boca Raton, Florida 1982

[35] Zapf, Ch.L., Martens, G.: ISA - Informations-System-Anästhesie. Entscheidungsunterstützung durch ein rechnergestütztes Auskunftsystem. Pretprint. Erlangen 1989

[36] Abstracts of Scientific Papers. Fifth Internat. Sympos. on Computing in Anesthesia and Intensive Care. 16. - 20. 5. 88 in San Diego. J. Clin. Monitor. 4 (1988), 125-164

[37] Abstracts zum Internat. Sympos. über "Computer-assisted decision support and data base management in Anesthesia, Intensive Care and Cardio-Pulmonary Medicine", 6. - 9. 9. 88 in Rotterdam. 86 S. (1988)

[38] Proceedings of the IEEE 67 (1979), 1196-1226

[39] New Engl. J. Med. 293 (1975), 211-244: Issue on Decision Making in Health Care

[40] Panel on automated record keeping. Fifth Internat. Symposium on Computing in Anesthesia and Intensive Care. J. Clin. Monitor. 5 (1989), 250-286

Simulation bei der Entwicklung ergonomisch gestalteter wissensbasierter Entscheidungsunterstützung

G. Rau, Th. Schecke, H.-J. Popp

Einleitung

Der Entwurf medizintechnischer Systeme erfordert künftig in zunehmendem Maße schon in der Konzeptphase die ergonomische Gestaltung der Benutzerschnittstelle. Unseres Erachtens wird dies in Zukunft entscheidend für den Erfolg oder Mißerfolg beim Einsatz eines Systems sein. Dies gilt insbesondere für medizinische Informationssysteme und wissensbasierte Komponenten, die von nichttechnischen Benutzern (Arzt und Pflege-Personal) in der klinischen Routine eingesetzt werden müssen. Ein benutzerorientierter Entwurf nach den Regeln der Systemergonomie [2, 7] umfaßt die Gestaltung der Benutzeroberfläche, der Interaktivität und das Einpassen in den Ablauf der "Mission". Ziel der Gestaltung ist es, die Leistung des Gesamtsystems (Benutzer und technisches System) zu optimieren [1].

Die ergonomische Gestaltung einer wissensbasierten Entscheidungshilfe kann durch den Einsatz geeigneter Simulationstechniken unterstützt werden. Diese Techniken finden Anwendung in der Systemanalyse, bei der Wissensakquisition sowie bei der Erprobung und Bewertung der erarbeiteten Lösung. So muß z.B. in der Systemanalyse unter anderem untersucht werden, durch welche Funktionen der Benutzer sinnvoll, d.h. mit welchem Nutzeffekt, unterstützt werden kann. Mit dem Einsatz geeigneter Simulationsansätze für diese Aufgaben befassen sich unter anderem Döring und Kraiss [2, 8]. Der Schwerpunkt der im folgenden dargestellten Simulationstechniken liegt auf dem Einsatz zur Unterstützung der Wissensakquisition und der Erprobung. Diese Aspekte werden am Beispiel der Entwicklung eines wissensbasierten Systems für die Anästhesie, des AES-2 [13], erläutert.

Funktion und Zielsetzung des AES-2

Das AES-2 ist die ergänzende Erweiterung eines Anästhesie-Informationssystems, des AIS [5]. Das AIS unterstützt während einer Operation den Anästhesisten dadurch, daß es die den Verlauf der Anästhesie kennzeichnenden Daten, wie z.B. Werte von Blutdruck und Puls oder die Verabreichung von Medikamenten übersichtlich darstellt

und die Protokollierung des Narkoseverlaufs erleichtert. Dabei werden die Werte der
Vitalparameter des Patienten automatisch erfaßt, so daß lediglich die Verabreichung
von Medikamenten etc. manuell eingegeben werden muß. Der Schwerpunkt der
Entwicklung des AIS lag auf der ergonomischen Gestaltung der Schnittstelle
Anästhesist-Computer; sie umfaßt zunächst die aufgaben-orientierte Darstellung aller
benötigten Informationen auf einem Farbgraphikmonitor und darüber hinaus die
Gestaltung der Mensch-Computer-Interaktion zur Steuerung der Informations-
darstellung und zur Eingabe von Information mit Hilfe der Technik der Berühreingabe.
So gesehen stellt das AIS ein Monitoring- und Dokumentationssystem mit einer
ergonomisch gestalteten, neuartigen Benutzeroberfläche dar.

Diese Funktionen der Informationserfassung und -darstellung werden durch das
wissensbasierte Entscheidungsunterstützungssystem AES-2 um die Generierung von
"intelligenten Alarmen" [12] und die Generierung von Therapie-Vorschlägen erweitert.
Die Wissensbasis des AES-2 konzentriert sich exemplarisch auf den Bereich der
Hämodynamik bei aortokoronaren Bypassoperationen.

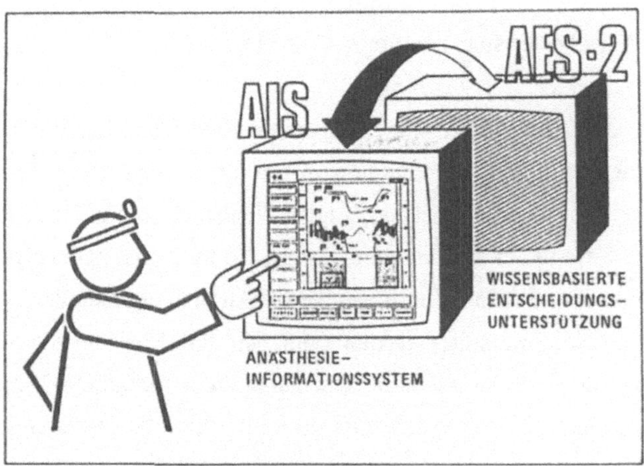

Abb.1: Kopplung des Anästhesie-Informationssystems AIS mit dem Entscheidungsunterstützungssystem AES-2 [6]

Das AES-2 wertet ausschließlich die Informationen aus, die im AIS zur Verfügung
stehen, d.h. der Einsatz der Entscheidungsunterstützung verlangt keine
Informationseingabe vom Anästhesisten, die über die vorgeschriebene Protokollierung
hinausgeht (Bild 1). Die Interaktion des Benutzers mit dem AES-2 basiert auf den
gleichen ergonomischen Prinzipien wie das Informationssystem AIS.

Die vom AIS zur Verfügung gestellten ("Primär"-)Informationen werden vom AES-2
ausgewertet und miteinander verknüpft. Das Ziel der Verknüpfung dieser
Primärinformationen ist es, den Patientenzustand anhand sogenannter Zustandsgrößen,
und zwar der Myokard-Kontraktilität, des Vasotonus (entsprechend dem "afterload"),
des Intravasalvolumens (entsprechend dem "preload"), der Herzfrequenz und der
Narkosetiefe zu beurteilen. Diese Zustandsgrößen können mit Ausnahme der
Herzfrequenz nicht direkt meßtechnisch erfaßt werden; zu ihrer Bestimmung werden
statt dessen Regeln wie

"Die Narkose ist zu flach,

WENN der systolische Blutdruck normal ODER über normal ist

   UND der Puls über normal ist

   UND Fentanyl nicht mehr wirksam ist"

auf die Primärinformationen angewendet.

Wenn eine Zustandsgröße den Bereich "normal" verläßt, so wird dies dem
Anästhesisten angezeigt ("intelligenter Alarm"). Darüber hinaus generiert das AES-2
auf Anforderung einen Therapievorschlag, der geeignet ist, die entsprechende
Zustandsgröße wieder in den Normalbereich zu überführen.

Aufgabe der Simulation

Es ist allgemein bekannt, daß bei der Entwicklung eines wissensbasierten Systems die
Aufgaben der Wissensakquisition [15] und der Validierung [10] besonders schwierig
sind. Deshalb ist der Entwicklungsprozeß des AES-2 typisch iterativ, d.h., er durchläuft
mehrmals die Phasen
- Entwurf eines Prototyps,
- Erprobung des Prototyps,
- Überarbeitung des Prototyps.

Jede Phase verlangt eine intensive Zusammenarbeit zwischen einem sogenannten
Wissensingenieur und einem Experten aus dem Anwendungsgebiet, d.h. in unserem
Fall einem erfahrenen Facharzt für Anästhesie. Hier stellt sich nun das Problem, daß
gerade im medizinischen Bereich die Fachexperten stark durch die klinische Routine
belastet sind und deshalb nur wenig Zeit zur Verfügung stellen können. Darüber hinaus
sind in dem vorliegenden Anwendungsgebiet die Wissensakquisition und die Erprobung
vor Ort, d.h. im Operationssaal, besonders kritisch (Ablenkung und Störung des
Anästhesisten, Notwendigkeit einer hohen technischen Reife des Prototyps).

Der Einsatz geeigneter Simulationstechniken kann eine Unterstützung zur Lösung dieser Problematik geben. So kann ein Wissensingenieur mit Hilfe von Simulationen einen Prototypen des AES-2 bereits voroptimieren, bevor ein Anästhesist zur Beurteilung des Prototypen herangezogen wird. Ebenso kann ein Anästhesist anhand eines physiologischen Modells seine Entscheidungsfindung und seine Therapie-Strategien im Labor demonstrieren und erläutern. Ein Teil der Wissensakquisition und der Erprobung läßt sich so vom Operationssaal in eine weniger kritische Laborumgebung verlagern.

Während einer Simulation werden **Situationssequenzen** als Testfälle an das wissensbasierte System AES-2 zur Bewertung übergeben. Diese Testfälle müssen reproduzierbar und möglichst realistisch sein. Darüber hinaus sollten die meisten der Situationen, die in der Realität vorkommen können, durch solche Testfälle erfaßt werden. Desgleichen muß der Inhalt der Wissensbasis vollständig getestet werden. Eine einzige Simulationstechnik kann nicht jede dieser Anforderungen zugleich erfüllen. Deshalb haben wir drei verschiedene Simulatoren entwickelt, die sich gegenseitig ergänzen [14]. Für eine Simulation wird einer dieser Simulatoren ausgewählt und mit dem AES-2 verbunden. Technisch gesehen ersetzt er damit das Anästhesie-Informationssystem AIS (alle Simulatoren benutzen zum Datenaustausch mit dem AES-2 das gleiche Protokoll wie das AIS). Jede dieser Simulationstechniken wird im folgenden beschrieben.

<u>Interaktives Abspielen eines Narkoseprotokolls</u>

Diese Simulationstechnik setzt die Möglichkeit einer genauen Aufzeichnung von Anästhesieverläufen voraus. Diese Anforderung läßt sich nur mit Hilfe eines fortgeschrittenen Anästhesie-Informationssystems wie dem AIS (s.o.) erfüllen. Ein so erhaltenes rechnerlesbares Narkoseprotokoll kann dann als Testdatenquelle für die wissensbasierte Entscheidungsunterstützung eingesetzt werden. Dazu wurde das Informationssystem AIS um eine Simulationskomponente erweitert, die das interaktive Durchspielen der protokollierten Situationssequenzen erlaubt.

In Bild 2 ist die Bildschirmausgabe des AIS einschließlich der zusätzlichen Interaktionskomponente zur Simulationssteuerung schematisiert dargestellt. Die Interaktion mit der Simulationssteuerung ist konsistent in die Benutzerschnittstelle des AIS integriert. Die einzelnen Simulationsfunktionen ähneln den Funktionen eines modernen Videorecorders. Deshalb lehnt sich die Gestaltung der Interaktion mit der Simulationskomponente an die von einem Videorecorder bekannten Konzepte an. Diese

Konzepte umfassen die Funktionen

- Spezifikation des Zeitpunktes für den Simulationsanfang ("<<"),
- fortlaufende Wiedergabe in Echtzeit (">"),
- Einzelschritt ("STEP"),
- schneller Vorlauf (">>"),
- Stop.

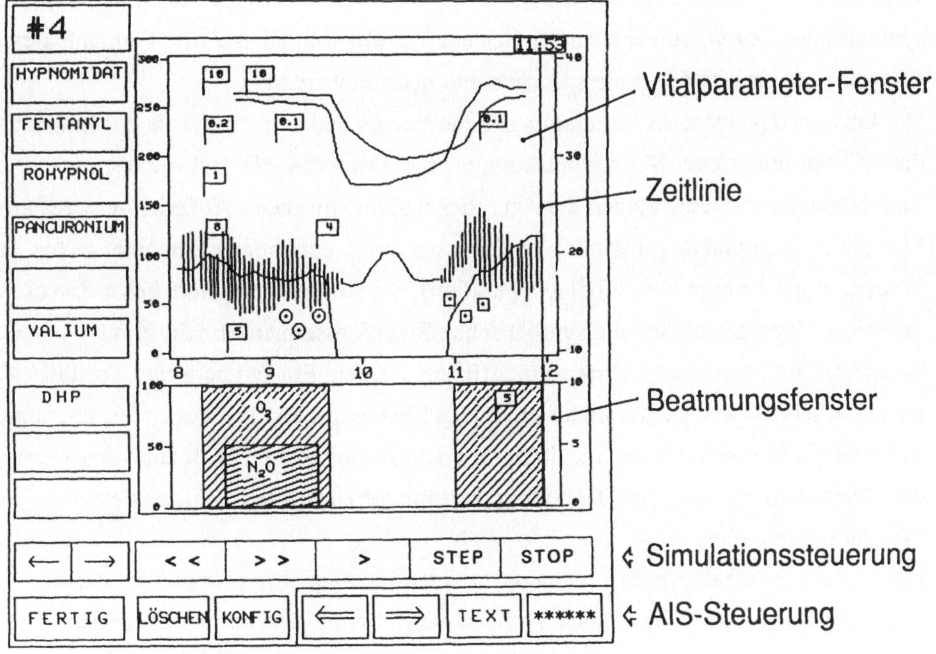

Abb.2: Sematisierte Bildschirmdarstellung des AIS im Simulationsbetrieb [14]

Der wichtigste Vorteil dieser Simulationstechnik besteht in der hohen Realitätsnähe der so erzeugten Testdaten. Diese Simulationstechnik hat allerdings zwei erhebliche Nachteile. Ein Nachteil besteht darin, daß die Elemente der Wissensbasis unterschiedlich intensiv getestet werden. So erfordert insbesondere das Testen mit seltenen Situationen, die sehr wichtig sind, um die Qualität einer Entscheidungs-unterstützung zu beurteilen, einen sehr hohen Aufwand bei der Aufzeichnung, da sichergestellt werden muß, daß auch möglichst viele der selteneren Situationen erfaßt werden. Wie im nächsten Abschnitt dargestellt, kann dieser Nachteil durch den Einsatz des Szenario-Simulators kompensiert werden. Ein weiterer Nachteil besteht in der fehlenden Rückkopplung zwischen den Ausgaben des AES-2 und dem Verlauf der Anästhesie. Zum Ausgleich dieses Nachteils wird ein geeignetes Kreislaufmodell entwickelt (s.u.).

Szenario-Simulator

Dieser Simulator basiert auf synthetischen Situationssequenzen ("Szenarios"); er ermöglicht den reproduzierbaren Einsatz von synthetischen Testfällen, die frei spezifiziert werden können. Durch eine geeignete Spezifizierung einer Sammlung von synthetischen Testfällen kann dann z.B. sichergestellt werden, daß alle Elemente der Wissensbasis gleichmäßig angesprochen und getestet werden.

Der Entwurf des Szenario-Simulators erfordert einen anderen Ansatz als der Entwurf des AIS mit integrierter Simulationskomponente. Denn das AIS und seine Simulationskomponente dienen der - möglichst automatischen - Aufzeichnung realer Operationsdaten und dem interaktiven Auslesen einer recht hohen Datenmenge (ca. 800 Dateneinträge für eine fünfstündige Operation). Sie wurden bezüglich dieses Zweckes optimiert. Dagegen müssen die synthetischen Situationssequenzen von Hand spezifiziert und durchaus mehrmals modifiziert werden. Ein synthetischer Testfall enthält erheblich weniger Daten als ein reales Narkoseprotokoll. Er erfordert aber unter anderem die Möglichkeit der Spezifizierung von Kommentaren (z.B. zur Verbesserung der Dokumentation oder zur Darstellung bestimmter Hinweise bezüglich des Simulationsablaufes).

Nach unserem Ansatz werden synthetische Situationssequenzen für den Szenario-Simulator als einfache Text-Dateien repräsentiert. Somit kann auf die Editierfunktionen eines Texteditors zurückgegriffen werden, um Testfälle zu spezifizieren und zu modifizieren. Diese "Szenario-Dateien" besitzen eine einfache, selbsterklärende formale Struktur. Während einer Simulation werden solche Szenario-Dateien mit Hilfe des Szenario-Simulators abgearbeitet. Der Szenario-Simulator wird dabei über ein alphanumerisches Terminal interaktiv gesteuert (Bild 3); die Bildschirmdarstellung enthält auch die in der Szenario-Datei spezifizierten Kommentare. Eine bestimmte Situation der ausgewählten Szenario-Datei wird mit Hilfe der Cursor-Tasten selektiert und kann mit der Taste <RETURN> aktiviert, d.h. dem AES-2 übergeben werden. Die Menüleiste am unteren Ende des Bildschirms enthält weitere selbsterklärende Funktionen.

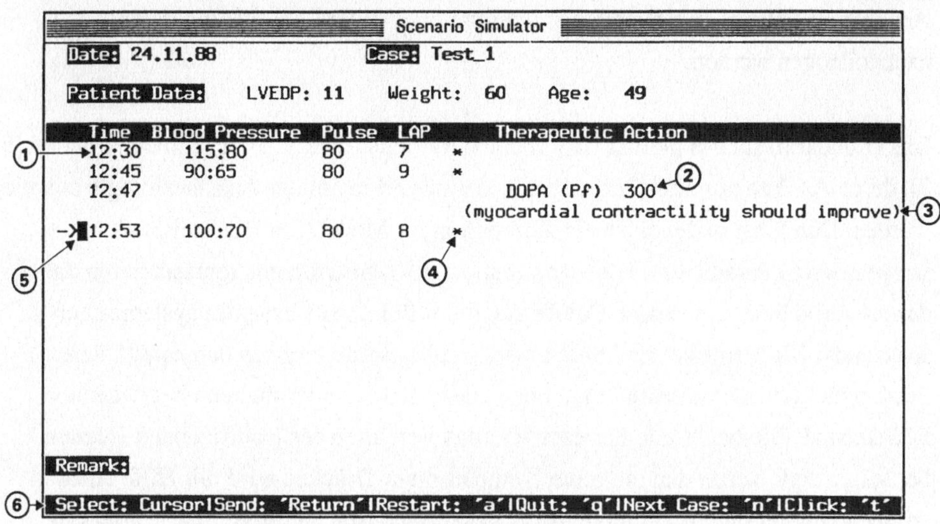

Abb.3: Bildschirmdarstellung des Szenario-Simulators [14]

(1): Spezifikation einer Situation, Druckwerte in mmHG,
     Puls in 1/min

(2): Therapie-Maßnahme: Verabreichung von 300 ug/min Dopamin

(3): Kommentarzeile

(4): Markierung einer bereits aktivierten (zum AES-2
     gesendeten) Situation

(5): Auswahl einer Situation (mit Hilfe der Cursor-Tasten)

(6): Menüleiste zur interaktiven Simulationssteuerung

Einsatz eines physiologischen Modells des Herz-Kreislaufsystems

Die Umsetzung klinischer Erfahrungen in ein konsistentes Regelwerk erfordert einen
ständigen Abgleich der Regeln mit den physiologischen Gegebenheiten des
Patientenkreislaufs in der gegebenen Operationsphase.

Mit Hilfe eines interaktiven Simulators für das Herz-Kreislaufsystem des Patienten, der
anstelle des OP-Monitorsystems an das AES-2 angeschlossen wird, kann eine große

Anzahl von Extrem- wie auch Standardsituationen unter Laborbedingungen nachvollzogen werden.

Das Grundkonzept des hierbei verwendeten Modells basiert auf bekannten Arbeiten [9, 3], deren Ansätze von uns für die spezielle Anwendung in der Anästhesiologie adaptiert wurden. Den Kern bildet dabei ein Kompartiment-Modell des Blutkreislaufs mit konzentrierten Parametern. Die vier simulierten Kompartimente repräsentieren dabei das arterielle bzw. das venöse Gefäßsystem des Pulmonal- bzw. des systemischen Kreislaufs. Die Ventrikel sind durch zwei nichtpulsatile Pumpen dargestellt, deren Fördervolumina nichtlineare Funktionen der in den Kompartimenten herrschenden Drücke sind. Hierbei wurde insbesondere das Verhalten des insuffizienten Herzens berücksichtigt. Neben den mittleren Kompartiment-Drücken wird mit Hilfe eines zusätzlichen, pulsatilen Teilmodells der systolische bzw. der diastolische arterielle Blutdruck simuliert. Ein Modell der extrazellulären Mikrozirkulation [4] ermöglicht die Simulation von Veränderungen des Blutvolumens bei Flüssigkeitssubstitution bzw. Blutverlust.

Während des Simulationslaufs können die Parameter des Modells (Gefäßwiderstände und -Elastizitäten, Leistungsfähigkeit der Ventrikel etc.) interaktiv am Bildschirm manipuliert werden. Die im Routinebetrieb während der Operation in der Regel erfaßten Meßgrößen (arterieller Blutdruck, Herzfrequenz, linker Vorhofdruck, zentraler Venendruck) werden über eine Datenleitung an das AES-2 übertragen. In Bild 4 ist die Struktur des Simulators schematisch dargestellt.

Der Simulator eröffnet folgende Möglichkeiten:
1. Der Anästhesist kann anhand des Simulators klinische Situationssequenzen demonstrieren und Ansätze für die Erweiterung der Wissensbasis entwickeln.
2. Das Regelwerk kann auf seine Konsistenz hin überprüft werden, indem die Beurteilungen des Modellzustandes durch den Anästhesisten mit den Folgerungen des AES-2 verglichen werden.
3. Der Simulator unterstützt die interdisziplinäre Diskussion der an der Entwicklung beteiligten Wissenschaftler und führt so zu einer leichteren Umsetzung von klinischen Erfahrungen in formale Strukturen, die auf einen Rechner übertragbar sind.

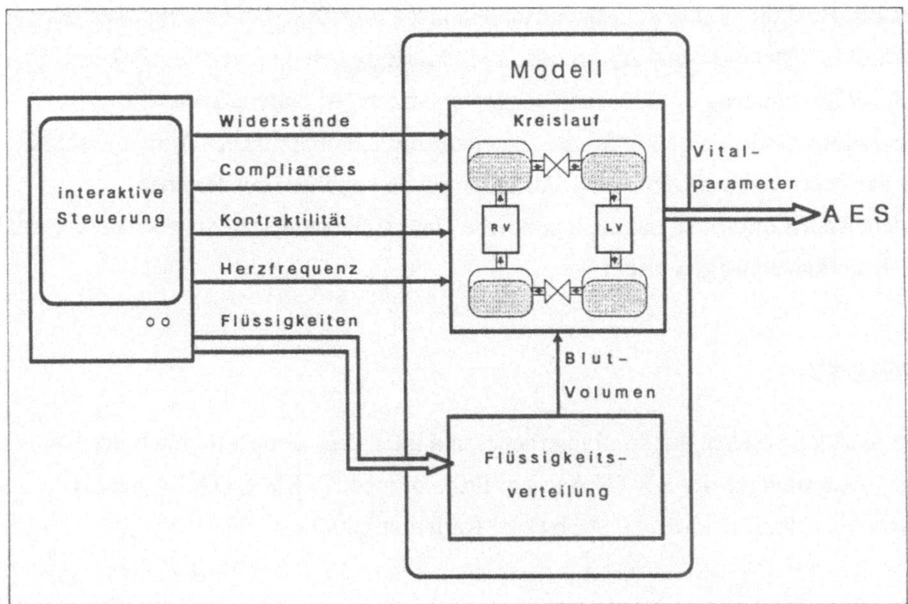

Abb.4: Aufbau des Kreislaufsimulators

Zusammenfassung bisheriger Erfahrungen

Der Szenario-Simulator wurde in der Vergangenheit bereits intensiv eingesetzt. Dabei hat er sich als effizient und als gut geeignet erwiesen, um vor allem die Korrektheit und die Konsistenz der Wissensbasis und der Ablaufsteuerung des AES-2 nach technischen Änderungen sicherzustellen.

Zum Einsatz der anderen Simulationstechniken im Rahmen der Entwicklung des AES-2 liegen noch keine umfangreichen Erfahrungen vor. Aus dem Einsatz dieser Techniken, der bisher vorwiegend orientierenden Charakter hat, ergeben sich aber deutliche Hinweise, die die Vermutung stützen, daß diese Simulationstechniken eine Hilfe bei der Wissensakquisition und bei der Erprobung der Entscheidungsunterstützung sein können. Dabei hat sich gezeigt, daß die Möglichkeit der interaktiven Steuerung einer Simulation besonders wichtig ist.

Der Einsatz dieser Simulationstechniken hat nicht zum Ziel, den Fachexperten oder den Feldtest im Operationssaal zu ersetzen, sondern sie gezielt zu unterstützen. Der Umfang und die Berechtigung der Entscheidungsunterstützung ist laufend kritisch zu überdenken. Jedoch wird künftig bei zunehmender Komplexität der Aufgabenabläufe, der dazu verwendeten Geräte und Verfahren sowie vor allem bei der noch zunehmenden Informationsfülle eine solche Unterstützung des medizinischen Personals rasch an Bedeutung gewinnen.

Danksagung

Die Arbeiten basieren auf kontinuierlicher und intensiver Kooperation mit der Klinik für Anästhesiologie der RWTH Aachen: Prof. Dr.med. G. Kalff, OA Dr.med. H. Käsmacher, Prof. Dr.med. D. Daub (jetzt Karlsruhe).

Literaturverzeichnis:

[1] Bernotat, R., Rau, G. (1980): Ergonomics in Medicine. In: H. Reul, D. N. Ghista, G. Rau (eds.), Perspectives in Biomechanics, New York: Harwood Academic Publications, 381-398

[2] Döring, B. (1986): Systemergonomie bei komplexen Arbeitssystemen. In: R. Hackstein, F.-J. Heeg, F. v. Below: Arbeitsorganisation und Neue Technologien, Springer-Verlag, 1986, S. 399-434

[3] Guyton, A. C., Jones, C. E., Coleman, T.C. (1973): Circulatory Physiology: Cardiac Output and its Regulations. Philadelphia: W. B. Saunders Co.

[4] Hedlung, A., Zaar, B., Groth, T., Arturson, G. (1988): Computer simulation of fluid resuscitation in trauma. Computer Methods and Programs in Biomedicine 27, 7-21

[5] Klocke, H., Trispel, S., Rau, G., Hatzky, U., Daub, D. (1986): An Anesthesia Information System for Monitoring and Record Keeping During Surgical Anesthesia. J Clin Monit, Vol 2, No 4, October 1986, 246-261

[6] Klocke, H., Schecke, Th., Jesusfeld, M., Rau, G., Hatzky, U., Kalff, G. (1987): Wissensbasierte Entscheidungsunterstützung in der Anästhesie mit dem AES. In: H. Balzert, G. Heyer, R. Lutze, (Hrsg), Expertensysteme '87 - Konzepte und Werkzeuge, Stuttgart: Teubner, 341-355

[7] Kraiss, K.F. (1986): Rechnergestützte Methoden zum Entwurf und zur Bewertung von Mensch-Maschine-Systemen. In: R. Hackstein, F.-J. Heeg, F. v. Below: Arbeitsorganisation und Neue Technologien, Springer-Verlag, 1986, S. 434-457

[8] Kraiss, K.F. (1989): Human Factors Aspects of Decision Support Systems. AGARD meeting on Operational Decision Aids for Exploiting or Mitigating Electromagnetic Propagation Effects, San Diego, 15-19 May, 1989

[9] Möller, D., Popovic, D., Thiele, G. (1983): Modeling, Simulation and Parameter-Estimation of the Human Cardiovascular System. Braunschweig, Vieweg

[10] O'Keefe, R.M., Balci, O., Smith, E.P. (1987): Validating Expert System Performance. IEEE Expert, Winter, 81-90

[11] Popp, H.-J., Schecke, Th., Rau, G., Käsmacher, H., Kalff, G. (1989): Einsatz eines interaktiven Kreislaufmodells bei der Entwicklung eines wissensbasierten Systems in der Anästhesiologie. Biomedizinische Technik 34, Ergänzungsband, 261-262

[12] Schecke, Th., Rau, G., Klocke, H., Fick, M., Käsmacher, H., Hatzky, U., Kalff, G. (1988a): Knowledge-Based Decision Support in Anesthesia: Toward Intelligent Alarms and Beyond. Abstracts, Computing in Anesthesia and Intensive Care, Journal of Clinical Monitoring, Vol 4 No 2 April, 159

[13] Schecke, Th., Rau, G., Klocke, H., Käsmacher, H., Hatzky, U., Kalff, G., Zimmermann, H.-J. (1988b): Knowlegde-Based Decision Support in Anesthesia: A Case Study. Proc. IEEE Int. Conf. Systems, Man, and Cybernetics, August 8-12, Beijing and Shenyang, 962-965

[14] Schecke, Th., Popp, H.-J., Thull, B., Rau, G., Käsmacher, H., Kalff, G. (1989): Design of an Knowledge-Based Decision Support System for Anesthesia Using Simulators Supporting Knowledge Acquisition and Validation. In: J. Hunter, J. Cookson, J. Wyatt (Eds.), AIME 89, 2nd European Conference on Artificial Intelligence in Medicine, London: Springer-Verlag, 108-112

[15] Waterman, D.A. (1986): A Guide to Expert Systems. Addison-Wesley

Wissensorientierte Simulation in der Klinik
- Ein Ausblick -

W. Friesdorf, J. Hähnel, M. Kolletzki

Die Themenstellung dieses Beitrages verlangt die Integration von Erkenntnissen und Gesetzmäßigkeiten aus drei großen Wissensgebieten.

"**Simulation** ist die Nachbildung eines dynamischen Prozesses in einem Modell, um zu Erkenntnissen zu gelangen, die auf die Wirklichkeit übertragbar sind." (VDI 3633)

Solche Modelle sind häufig stark vereinfachte, gegenständliche Nachbildungen der Komponenten eines untersuchten Systems. Gelegentlich werden jedoch auch sehr komplexe Systeme mit hohem Aufwand als Modell nachgebildet. Ein Beispiel hierfür ist der "Man-made man", das mit aufwendiger Mechanik ausgestattete Modell eines Patienten für die Ausbildung von Anästhesisten [2]. Dieses Modell simuliert mit einem beachtlichen Grad an Vollständigkeit typische physiologische Reaktionen und das Verhalten der Vitalfunktionen unter verschiedenen Bedingungen von Narkose.

Gefördert durch die stürmische Entwicklung der Mikroelektronik, die mit einer erstaunlichen Verbilligung der erforderlichen Hard- und Softwarekomponenten einherging, **basiert** Simulation heute vielfach nur noch auf einem Modell des zugrundeliegenden realen Prozesses (siehe Beitrag Möller in diesem Band) und tritt dem Anwender überwiegend in Form interaktiver Rechnerprogramme gegenüber. Das ursprünglich noch recht konkrete Modell wurde solchermaßen durch die mathematische Beschreibung von Prozeßzusammenhängen weitestgehend abstrahiert [20].

Unabhängig von ihrer Realisation bestehen grundsätzliche Anwendungsgebiete von Simulation als kontrollierter Nachbildung komplexer Prozesse auf den Gebieten von
- Einweisung und Schulung von Neulingen auf dem entsprechenden Anwendungsgebiet,
- Einschätzung der Gesamtwirksamkeit definierter Einflußfaktoren auf ein komplexes System,
- damit Erkenntnisgewinn für Experten auf dem jeweiligen Anwendungsgebiet,
- Präzisierung von Fragestellungen für die weitere Forschungsarbeit,
- simultane Kontrolle real ablaufender Prozesse,
- Produktentwicklung und -kontrolle u.a.

Der zweite Schwerpunkt der Themenstellung wird durch den Begriff **wissens-orientierte Simulation** umrissen. Dies markiert die Verknüpfung des Simulationsprozesses mit einem Expertensystem, dessen zwei Hauptkomponenten aus dem Faktenwissen des zugrundeliegenden Fachgebietes und den dazugehörigen Anwendungs- bzw. Schlußfolgerungsregeln bestehen.

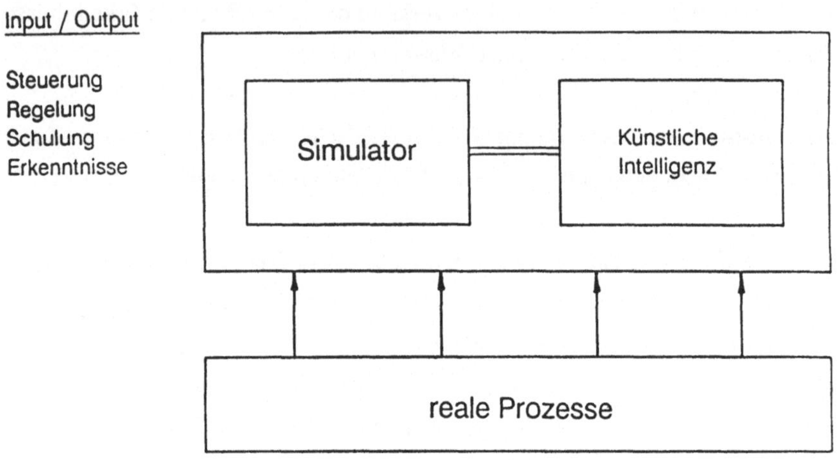

Abb.1: Wissensbasierte Simulationsumgebung (WSU)

Der fachspezifische Zuschnitt **wissensorientierter Simulation** auf die Medizin kommt schließlich im dritten Schwerpunkt der Themenstellung wissensorientierte Simulation **in der Klinik** zum Ausdruck. Auch vor diesem speziellen Hintergrund sind die entsprechenden Anwendungsmöglichkeiten immer noch außerordentlich reichhaltig:

Neben einem Einsatz für Diagnostik und Therapie, Anwenderschulung und Steuerung medizinischtechnischer Geräte sind auch zahlreiche Anwendungen für administrativ-logistische Belange einer medizinischen Institution vorstellbar [6]. Beispiele reichen hier von einer durch die standardisierte Begriffswahl ermöglichten Automatisierung der Dokumentation und Fortschreibung der Krankengeschichte und der dadurch für wirtschaftliche Belange zugänglichen Erfassung medizinischer Leistungen [16] bis hin zu der durch Computersimulation optimierten Besetzung von Pflegeschichten in Abhängigkeit von typischen Rhythmen bei der Arbeitsbelastung und der Häufung kritischer Situationen [5].

Aufgrund dieser Vielfalt einer möglichen Anwendung wissensorientierter Simulation in der Klinik soll im folgenden vor allem auf Aspekte der unmittelbaren Patientenversorgung eingegangen werden.

Mit wachsendem Kenntnisstand verliert in der Medizin eine traditionell eher isoliert-phänomenologische Betrachtungsweise von Erscheinungen physiologischer oder krankhafter Zustände an Bedeutung zugunsten einer Betrachtungsweise, die diese Erscheinungen im Kontext eines äußerst komplexen Zusammenspiels zahlreicher Hierarchien von Subsystemen innerhalb eines Gesamtsystems "Organismus" bzw. "Mensch" begreift.

Schickt sich die Medizin somit an, ein Spezialgebiet der Kybernetik zu werden?

Die Ergebnisse der endokrinologischen Forschung mit ihren komplex interagierenden Rückkopplungsmechanismen im Hormonhaushalt lassen ebenso wie die Mechanismen der Genkontrolle, um nur zwei Beispiele zu nennen, einen derartigen Schluß durchaus nicht abwegig erscheinen. Mag die systemanalytische Betrachtungsweise bei solchen, anscheinend "seelenlosen", molekularbiologischen Prozessen noch als durchaus sachgemäß empfunden werden, so wird ein entsprechender Ansatz in eher geisteswissenschaftlich geprägten Subdisziplinen der Medizin, wie z.B. der Psychiatrie, zunächst erheblich mehr Befremden auslösen: Die "systemische Familientherapie" begreift die Familie als Handlungssystem, deren Mitglieder bzw. "Systemkomponenten" sich in ihrer Position inner- und außerhalb der Familie immer wieder neu definieren.

Was also scheint aus diesem Blickwinkel heraus für die Medizin näherzuliegen, als den Menschen als "dynamisches, offenes, materiell-energetisches System" mit seinen beobacht- und beeinflußbaren Ein- und Ausgangsgrößen zu betrachten [18]?

Gelingt es dann noch, die Regelhaftigkeiten des Gesamteffektes einzelner Beeinflußungsfaktoren zu ermitteln und abzubilden, so tut sich als "faustische" Perspektive die "Simulation des Menschen" auf.

Die Vollständigkeit und Validität der oben angesprochenen Regeln und Gesetzmäßigkeiten und ihre Niederlegung in entsprechenden Algorithmen sind wesentlicher Bestandteil eines an die wissensorientierte Simulation gebundenen Expertensystems. Beim Versuch, solch ein Expertensystem zu installieren, stößt man zunächst auf die Schwierigkeit, daß sich medizinisches Denken vielfach in Kategorien bewegt, die nicht

einer streng numerischen Abgrenzung unterliegen, sondern einen relational-qualitativen Charakter tragen:
So wird beispielsweise kein Arzt einem normalgewichtigen Erwachsenen schon deshalb eine "Hypovolämie" attestieren, weil das festgestellte Blutvolumen 4999 ml statt der

geforderten 5000 ml beträgt, sondern er wird einen derartigen Zustand dann vermuten, wenn die betrachtete Person einen im Vergleich zu anderen normalgewichtigen Erwachsenen relativ erniedrigten Blutdruck aufweist, ein relativ niedriges Urinvolumen pro Zeiteinheit produziert, einen relativ niedrigen zentralen Venendruck aufweist u.a. Es besteht somit das Problem, daß keine Normwerte zur Verfügung stehen, sondern immer nur Normbereiche als Ausdruck interindividueller Variabilität. Darüber hinaus können erfaßbare Phänomene immer nur mit einer gewissen Wahrscheinlichkeit einer bestimmten zugrundeliegenden Ursache zugeordnet werden. Selbst, wenn sich alle Ursache-Wirkungs-Beziehungen aller Subsysteme des betrachteten Gesamtsystems "Mensch" minutiös abbilden ließen, wären noch zahlreiche Unwägbarkeiten durch "Zufallseinflüsse" des umgebenden Gesamtsystems "Umwelt" mit all seinen Subsystemen in Kauf zu nehmen [1].

Die bisherige Entwicklung der Verwirklichung von Anwendungsmöglichkeiten wissensorientierter Simulation in der Klinik bestätigt diese in groben Zügen skizzierten Grundmuster eines systemtheoretischen Ansatzes. So gibt es seit geraumer Zeit Versuche, das beobachtete Verhalten einzelner Organe als Subsystemen des Gesamtorganismus unter der Variation bestimmter Einflußgrößen in einem mehr oder weniger ausgeprägten Abstraktionsgrad nachzubilden [7, 9].

Trotz der mittlerweile erzielten Fortschritte hält die Anwendung von Expertensystemen für Diagnostik- und Therapieplanung nur sehr zögerlich Einzug in den medizinischen Alltag. Diese Tatsache ist umso erstaunlicher, als medizinisches Wissen bei exponentiell wachsendem Umfang eine immer kürzere Gültigkeit aufweist und sich der Arzt daher umso mehr durch die Bereitschaft auszeichnen sollte, ein lebenslang lernender Verwender der modernen Informationstechnologie zu sein.

In der Bewältigung eng umschriebener Einzelaufgaben sind diese Informationstechnologien auch dem erfahrenen Kliniker teilweise bereits merklich überlegen. Beispiele hierfür sind die aus der Forschungsrichtung der Biosignalverarbeitung erwachsenen Systeme zur automatischen Interpretation spirometrischer Befunde oder EKG-Auswertung.

Für die Beherrschung der gesamten Komplexität aller Aspekte eines "Behandlungsfalles" dürfte die Leistungsfähigkeit der bisher vorgestellten Produkte allerdings noch weitgehend unzureichend sein [8, 11].

Sicherlich besteht hier der vorteilhafteste Weg, das zugrundeliegende Expertensystem mit der erforderlichen Wissensbasis auszustatten, darin, die zugehörige Datenbank während des Einsatzes laufend zu vervollständigen. Die bei der Installation vorzuge- bende "primäre" Datenbank wird unter laufender Anwendung durch eine beliebige Anzahl von Einzelsituationen als "sekundärer" Datenbank ergänzt. Anhand des Bayes'schen Theorems läßt sich ermitteln, wieviele Einzelsituationen für die angestrebte "Konsolidierung", d.h. Gewährleistung einer bestimmten diagnostischen Treffsicherheit bzw. Zuverlässigkeit erforderlich sind [3, 13].

Entsprechend leistungsfähige Systeme werden den Arzt nicht nur in seiner Diagnostik, sondern ebenso in seiner Therapieplanung und -durchführung unterstützen. Speziell die Umsetzung des Therapiekonzeptes könnte wiederum die Überlegenheit eines auf wis- sensorientierter Simulation basierenden Systems über den Menschen zu Tage treten lassen, insofern ein solches System die vielfach erforderlichen Überwachungs-, Trend- erfassungs-, Steuerungs- und Regelungsaufgaben sehr viel verläßlicher und effektiver wahrzunehmen vermag. Derartige "Closed-Loop-Anwendungen" zeichnen sich für die Narkoseführung, die Respiratorentwöhnung, die medikamentöse Blutdurckregulation u.a. ab [14]. Gleichermaßen dient eine entsprechende Informationstechnologie der Entwicklung und Überprüfung des für diese Anwendungen erforderlichen Arsenals an medizinisch-technischen Geräten [17].

Besonders frühzeitig konnte sich wissensorientierte Simulation für die Ausbildung und forgesetzte Schulung der in diesem Zusammenhang involvierten Personen etablieren. Bereits 1969 wurde der schon eingangs erwähnte, an Elektrik, Hydraulik und Pneumatik noch sehr reiche "Man-made man" vorgestellt [2]. Die Überlegenheit interaktiver Simulationsprogramme für Aus- und Weiterbildungszwecke ließe sich durch eine anzustrebende Fähigkeit dieser Programme, sich dem individuellen Lernver- halten des jeweiligen Benutzers anzupassen, sicherlich noch weiter steigern [8, 10, 12, 19]. Speziell in Deutschland erfährt diese Entwicklung durch strenge gesetzliche Auf- lagen für die Anwendung medizinisch-technischer Geräte zusätzliche Unterstützung [4], zumal kritische Situationen, die häufig Anlaß zu fatalen Fehlreaktionen bieten, rein statistisch meist so selten auftreten, daß kaum ein Anwender ohne entsprechende Simulation dieser Situationen der ganzen Palette ihrer Spielarten unter anderweitigen Trainingsbedingungen begegnen kann [15].

176

Zusammenfassend lassen sich für eine wissensorientierte Simulation in der Klinik folgende hauptsächliche Anwendungen ableiten:
- Nachbildung, Steuerung und Regelung realer Prozesse
- Verständlichmachung komplexer Prozesse, gerade auch in ihrer Gesamtreaktion auf die Variation einzelner Einflußfaktoren
- Geräteentwicklung und -überprüfung
- Verfügbarmachung einer umfassenden Wissensbasis für die Zwecke von Ausbildung, Schulung, Diagnostik und Therapie
- Entlastung von den im Rahmen einer Therapie vielfach anfallenden Überwachungs- und Regelungsaufgaben.

Welchen Stellenwert die nahezu unbegrenzt anmutenden Anwendungsmöglichkeiten moderner Informationstechnologie tatsächlich einmal beanspruchen werden, muß die Zukunft weisen. Welche Rolle dem Arzt dann zukommt, ist derzeit ebenfalls schwer abzusehen. Die Angst davor, daß diese Rolle eine sehr viel geringere sein könnte als bisher, mag neben den bisherigen Unzulänglichkeiten einer der Gründe dafür sein, warum sich Expertensysteme in der Medizin bislang nur zögerlich durchsetzen konnten. Günstigstenfalls könnten diese Systeme eine wirksame Entlastung und Bewahrung vor Fehlentscheidungen für den Arzt bedeuten, so daß er sich wieder vermehrt den psychischen Dimensionen in Diagnostik und Therapie widmen kann. Andernfalls droht eine weitere Steigerung der Technisierung und Entpersonalisierung in der Behandlung kranker Menschen und deren Reduktion auf die Behebung von Systemfehlern.

Literaturverzeichnis

[1] Bylander, T.: Qualitative Representation of Behavior in the Medical Domain Computers and Biomedical Research 21, 367-380 (1988)

[2] Carter, D.F.: Man-made man: anesthesiological medical human simulator, Journal of the Association for the Advancement of Medical Instrumentation 3, 80-86 (1969)

[3] Chard, T.: Self-Learning for a Bayesian Knowledge, Base: How long does it take for the Machine to educate itself? Meth. Inform. Med. 26, 185-188 (1987)

[4] Hähnel, J., Friesdorf, W., Ahnefeld, F.W.: Einweisung und Schulung für die Anwendung medizinisch-technischer Geräte. mt-Medizintechnik 109, 128-133 (1989)

[5] Hashimoto, F., Bell, S., Marshment, S.: A computer simulation program to facilitate budgeting and staffing decisions in an intensive care unit, Critical care Medicine 15, 256-259 (1987)

[6] Heydthausen, M., Knop, J.: Aspekte der Medizinischen Datenver-arbeitung - Eine Übersicht, 2. SAVE-Tagung des Siemens 2, 1141-1147 (1987)

[7] Kelman, G.R.: A New Lung Model: An Investigation with the Aid of a Digital Computer, Comput. Biomed. Res. 3, 241-248 (1970)

[8] Kunstaetter, R.: Intelligent physiologic modeling: an application of knowledge based systems technology to medical education, Computer Methods and Programs in Biomedicine 24, 213-225 (1987)

[9] Lloyd, M.H., Iles, R.A., Simpson, B.R., Strunin, J.M., Cohen, R.D.: The effect of simulated metabolic acidosis on intracellular pH and lactate metabolism in the isolated perfused rat liver, Clinical Science and Molecular Medicine 45, 543-549 (1973)

[10] Meador, S.A.: Computer simulation of cardiopulmonary resuscitation: computer analysis of a simple electrical model of the circulation, Resuscitation 13, 145-157 (1986)

[11] Ohmann, C.: Computerunterstützte Diagnose und Expertensysteme Dtsch. med. Wschr. 114, 268-275 (1989)

[12] Papa, F.J., Meyer, S.: A computer-assisted learning tool designed to improve clinical problem-solving skills. Annals of Emergency Med. 18, 269-273 (1989)

[13] Pfurtscheller, G., Schwarz, G., Moik, H., Haase, V.: Braindex - Ein Experten-system für die Hirntoddiagnostik. Biomed. Technik 34, 3-8 (1989)

[14] Schils, G.F., Sasse, F.J., Rideout V.S.: Automatic control of anaesthesia, Annals of Biomed. Engineering 15, 19-34 (1987)

[15] Schwid, H.A.: A Flight Simulator for General Anesthesia Training, Computers and Biomedical Res. 20, 64-75 (1987)

[16] Sennwald, G., Fischer, W., Segmüller, G.: Elektronische Krankengeschichte:
Utopie oder Realität?, Handchirurgie 20, 134-136 (1988)

[17] Shafer, S.L., Siegel, L.C., Cooke, J.E., Scott, J.C.:
Testing Computer-controlled Infusion Pumps by Simulation Anesthesiology 68, 261-266 (1988)

[18] Tretter, F.: Systemwissenschaft in der Medizin, Dt. Ärzte-blatt 86, 2214-2222 (1989)

[19] Wildenberg, D.: Computer Simulation in University Teaching North-Holland Publ. Company, Amsterdam, New York, Oxford, 1980

[20] Yeh, A.: Predicting the Likely Behaviors of Complex Systems Proceedings of the Fourth Conference on Artificial Intelligence Applications, 14-18, March 1988, San Diego, CA, USA, (1988) Washington: IEEE Comput. Soc. Press, S. 430-435

Was tut man, wenn man simuliert?

J. Wittmann

Das Vorstellungsvermögen des Menschen ist beschränkt. Insbesondere bei komplexen, vernetzten und rückgekoppelten Vorgängen fällt uns die Analyse eines Systemverhaltens sehr schwer. Entsprechend schwierig gestaltet sich eine Prognose, die zukünftige Systemzustände voraussagen soll.

Aus diesem Grund ist man bestrebt, Modelle zu entwickeln, die bestimmte Aspekte der Realität im Hinblick auf eine konkrete Aufgabenstellung nachbilden.

Gerade der medizinische Experte steht einem äußerst komplexen System gegenüber, dem menschlichen Organismus. Man versuchte deshalb schon sehr früh, gewisse Körperteile in realistischem Maßstab nachzubauen und als Modelle in Ausbildung und Lehre zu verwenden. Dieser Anwendungsbereich verfügt offensichtlich über eine beachtlich lange Tradition und Erfahrung.

Mit der Entwicklung neuartiger technischer Apparate, wie z.B. im Bereich der künstlichen Beatmung, entstand ein weiteres Verwendungsgebiet für Modelle. Ein Test der Geräte am Patienten selbst muß aus ethischen Gründen verworfen werden.

Folglich konstruiert man einen zweiten Apparat, der die Funktionen des menschlichen Organismus imitiert und verbindet diesen mit dem zu untersuchenden Gerät. So konfrontiert man diese Geräte mit Daten, die in weiten Bereichen mit den realistischen, am Menschen gemessenen, übereinstimmen und beobachtet dabei das Verhalten des getesteten Gerätes. Auf diese Weise beurteilt der Experte die Verwendbarkeit eines Apparates und erhält die Möglichkeit, die Reaktionen verschiedener Geräte auf identische Eingabedaten in objektiver Weise zu vergleichen.

Es bleibt ein dritter Anwendungsbereich von Modellen, nämlich der Forschung. Die Versuchsaufbauten werden zunehmend schwieriger, die Versuchsdurchführung langwieriger und in vielen Fällen auch gefährlicher, bedenkt man z.B. die häufig verwendeten radioaktiven Reagenzien. Hinzu kommen in zunehmendem Maße ethische Bedenken auch gegen Tierversuche.

Weiterhin bleiben alle Experimente vom Auflösungsvermögen der Meßinstrumente bestimmt und eben auch beschränkt. Viele Vorgänge im physiologischen Bereich will und kann man daher nicht in realen Experimenten beobachten. Man erdenkt sich also ein Modell und spielt die verschiedenen zur Diskussion stehenden Hypothesen mit diesem Hilfsmittel durch.

In Anbetracht der drei Anwendungsbereiche, die mit sehr ähnlichen Methoden ihre speziellen Ziele erreichen, erscheint eine allgemeine Übersicht über die Vorgehensweise bei der Arbeit mit Modellen nützlich.

Die im folgenden vorgeschlagene Begriffsbildung beruht auf sehr allgemeinen systemtheoretischen Grundlagen und ermöglicht daher eine sinnvolle Übertragung auch auf die angesprochenen Problembereiche der Medizin:

- Ausbildung/Lehre,
- Prüfung von Apparaten,
- Forschung.

Die Abbildung "Der wissenschaftliche Erkenntnisprozeß" zeigt die prinzipielle Vorgehensweise und soll im folgenden erläutert werden. Am Anfang jeder Beschäftigung mit Modellen steht stets die Auseinandersetzung mit der Realität, die uns umgibt. Diese stellt sich uns als bunte Vielgestaltigkeit der Natur in all ihrer Mannigfaltigkeit von Beziehungen und Wechselwirkungen dar. Alle möglichen Aspekte dieser Realität zu erfassen, erscheint unmöglich und führte weit über das konkret gesteckte Ziel, den Zweck der Simulation, hinaus.

Daher schließt man große Teile der Realität von vornherein aus und beschränkt sich auf ein abgegrenztes Reales System. In dessen Rahmen werden sich nun alle beobachteten Phänomene abspielen. Die Verbindungen zur Umgebung dieses Realen Systems stellen sogenannte Quellen und Senken dar. Quellen speisen das System aus einem unerschöpflichen Reservoir, Senken hingegen sind in der Lage, unbegrenzte Mengen von Material, Energie, usw. aus dem System aufzunehmen.

Man beachte, daß bereits dieser Sicht der Realität ein erheblicher Abstraktionsprozeß zugrunde liegt.

Um ein Beispiel zu nennen. Die Untersuchung des menschlichen Stoffwechsels. Zunächst löst man das Individuum aus seinem sozialen, ökologischen, politischen Umfeld, vernachlässigt diese Aspekte bewußt und konzentriert sich ganz auf den Stoffaustausch dieses Lebewesens. Das ist unter zwei Voraussetzungen erlaubt:

1. wesentliche Aspekte dürfen nicht unberücksichtigt bleiben
   -so beeinflußt das politische Umfeld den Stoffwechsel sicher vernachlässigbar gering!
2. die Abgrenzungen zur Umwelt können problemlos als Quellen und Senken gedacht werden
   -die Umwelt ist in der Lage, beliebig viel Sauerstoff anzubieten und alles erzeugte Kohlendioxid wieder aufzunehmen, d.h. der Gasaustausch zwischen Pflanzen und Tieren befindet sich in einem stabilen Gleichgewicht.

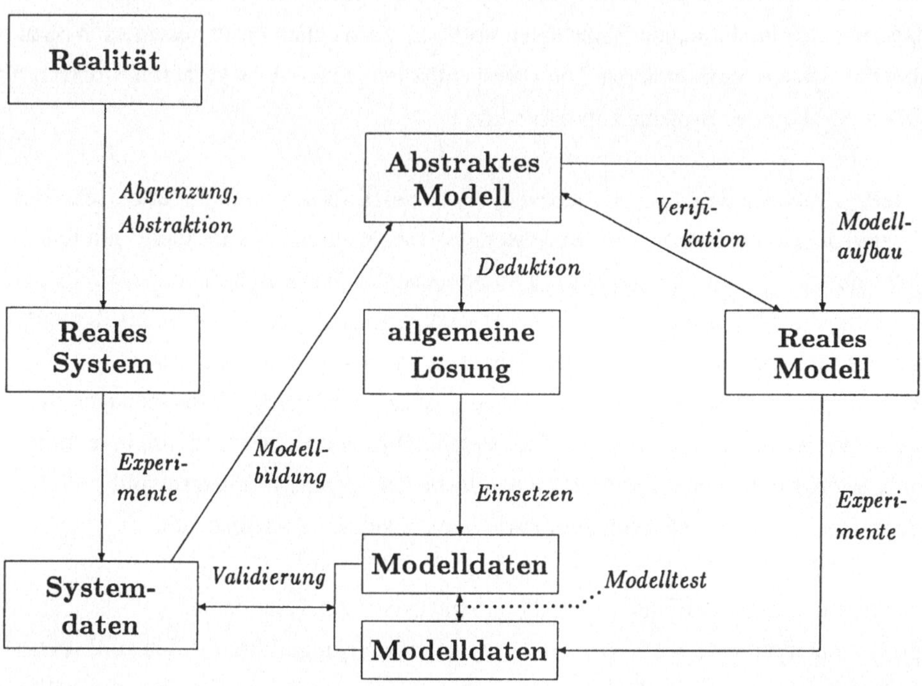

Abb.: Der wissenschaftliche Erkenntnisprozeß

Ist diese Abgrenzung gelungen, erfolgt der nächste Arbeitsschritt. Durch Experimente versucht man, Informationen über das untersuchte reale System zu erlangen. Dabei fällt auf, daß die Durchführung der Experimente das Verhalten des Systems beträchtlich beeinflussen kann.

Beispiel aus der Physik:
Die Natur des Lichtes zeigt sich je nach Versuchsaufbau als Teilchen oder aber als Welle.

Und zwei Beispiele aus der Medizin:
Der Anatom experimentiert, indem er einen Körper zerschneidet und damit Wissen über dessen Inneres erhält; er zerstört dabei während seines Experimentes das bestehende System vollständig. Ein Pathologe hingegen wird je nach Präparationstechnik und eigenem Geschick unterschiedliche Daten für ein Präparat ermitteln.

Wir können nun jedenfalls davon ausgehen, daß uns nach der Durchführung der Experimente eine Fülle von Einzeldaten vorliegt, die letztlich unser gesamtes Wissen über das System repräsentieren. Die Daten enthalten jedoch noch keinerlei Struktur, die auf die Struktur des Systems hinweisen könnte.

Derartige Zusammenhänge aufzudecken, erweist sich als sehr komplizierter, sehr viel Kreativität erfordernder Schritt der Systemanalyse. Während des Umgangs mit den Daten der realen Experimente bildet sich im Geist des Wissenschaftlers ein Bild von den Vorgängen im Realen System. Dieses Bild entspricht einem Modell der Realität, zunächst in Form eines sogenannten Gedankenmodells. Um mit anderen Wissenschaftlern kommunizieren zu können, ist es erforderlich, diese Gedanken in geeigneter Weise zu formalisieren. Dies geschieht in Form einer Graphik, in natürlicher Sprache oder in formaler Sprache. Zu den formalen Sprachen zählen sowohl Programmiersprachen als auch der exakte Formalismus der Mathematik.

Im Beispiel des Gasstoffwechsels hätte ein intensives Analysieren der Experimentergebnisse zur Entwicklung von Gleichungen geführt, die den zeitlichen Verlauf von O_2- und CO_2-Konzentrationen widerspiegeln. Diese Gleichungen stellen also das abstrakte Modell des Stoffwechsels dar.

An dieser Stelle eröffnen sich nun zwei grundsätzlich verschiedene Möglichkeiten, mit dem entwickelten Abstrakten Modell zu arbeiten.

In mathematisch einfachen Fällen gelingt es, die Modellbeschreibung nach bestimmten Regeln so umzuformen, daß die interessierende Fragestellung in allgemeiner Form beantwortet werden kann. Diesen Weg bezeichnet man als Deduktion, verwendete Methoden sind die analytische Mathematik und die Schlußregeln der Logik.

In unserem Fall müßten sich die Gasgleichungen derart auflösen lassen, daß die beiden Konzentrationen im Organismus für jeden beliebigen Zeitpunkt berechnet werden könnten. Durch Einsetzen von Anfangswerten und Zielzeitpunkt lassen sich also sämtliche Systemzustände sowohl in der Zukunft als auch in der Vergangenheit ermitteln.

Die Ergebnisse dieser Rechnung sind Daten, die das verwendete Modell liefert, und die mit den realen Experimentdaten übereinstimmen sollten.

Nun zeigt sich die Deduktion als ein sehr schwaches Instrument, wenn es sich um komplexe, nicht-linear verknüpfte Systeme handelt. In den meisten Fällen ist eine analytische Lösung dann nicht mehr möglich.

Für solche Fragestellungen bietet sich ein zweiter Weg zur Lösung an. Die Schwierigkeiten entstehen ja mit dem abstrakten Modell, dessen Formalismus offensichtlich an seine Grenzen gelangt. Deshalb versucht man, dieses abstrakte Modell in anderer Weise zu konkretisieren und bemüht sich dabei, diese zweite Konkretisierung leichter handhabbar zu halten als das eigentlich interessierende reale System. Man konstruiert sich also ein Modell, das in den wesentlichen Punkten ähnlich aufgebaut ist wie das Reale System. Daher bezeichnet man das Reale Modell gerne auch als Ersatzsystem. Aufgrund der Analogie in der Struktur von Modell und System vermutet man auch ein analoges Verhalten und verwendet das Modell deshalb für Aussagen über das Reale System.

Die genannte Analogie kann darin bestehen, daß sich System und Modell nur im Maßstab unterscheiden, man denke z.B. an Flugzeugmodelle für Untersuchungen im Windkanal oder an Baukästen, die Molekülstruktur chemischer Substanzen sehr stark vergrößert nachbilden.

Im Stoffwechselbeispiel könnte man in erster Näherung eine einstellbare Flamme in Analogie zum atmenden Organismus sehen. Zusammen mit Luftzufuhr und -abfuhr stellt dieser Versuchsaufbau ein wesentlich einfacheres Reales System dar, das in unserem Fall als Modell für das komplexere System "atmender Organismus" dient.

An dieser Stelle ist zu überprüfen, ob sich das Verhalten des Ersatzsystems mit dem Verhalten des gedachten Modells deckt. Diesen Schritt nennt man Modellverifikation.

Auf jeden Fall lassen sich auch aus dem nachgebildeten Prozeß, dem Modellgeschehen, Daten erheben. Wir nennen dieses Datenmaterial Modelldaten. Auch wenn die Datengewinnung aus dem Modell einfacher gehalten werden kann, ergeben sich trotzdem die oben bereits angeführten Schwierigkeiten bezüglich Meßgenauigkeit, Beeinflussung durch Meßinstrumente usw.

Wichtig ist zu beachten, daß dieser Weg über ein Ersatzsystem keine allgemeingültige Lösung bietet, sondern nur einzelne Anfangsbelegungen des Modellzustandes weiterverfolgt und singuläre Lösungen ermittelt. Das Verhalten bei ähnlichen Anfangsbedingungen muß interpoliert werden oder durch einen weiteren Modellauf exakt bestimmt werden. Bei der Interpolation gilt als zusätzliche Annahme, daß ähnliche Anfangszustände ähnliche Endzustände hervorrufen. Eine Annahme, die chaotische Systeme nicht erfüllen. Aus diesem Grund ist, wann immer möglich, die allgemeine Lösung mittels Deduktion vorzuziehen. Leider läßt sich mit ihrer Hilfe jedoch, wie erwähnt, nur ein kleiner Bruchteil der Probleme lösen.

Nach der Erzeugung von Modelldaten treffen die beiden Lösungswege Deduktion und Experiment am Realen Modell zusammen. Jetzt ist es möglich, das erstellte Reale Modell zu testen. Für einzelne Anfangsbedingungen läßt sich oftmals eine Lösung auf formalem Weg berechnen. Diese Werte vergleicht man mit den Daten der Modellexperimente und gewinnt so einen Eindruck, ob das Ersatzsystem korrekt arbeitet. Man hat auf diese Weise einen Modelltest durchgeführt.

Der letzte Arbeitsschritt besteht nun in der Validierung des Modells, d.h. der Test, ob das verwendete Modell den gewählten Wirklichkeitsausschnitt mit hinreichender Genauigkeit nachbildet. Dabei vergleicht man die realen Experimentdaten mit den Ergebnissen der Modellexperimente und entscheidet anschließend, ob der Grad der Übereinstimmung für den gewählten Zweck ausreicht. Fehlermöglichkeiten liegen dabei einerseits im Abstraktionsprozeß, bei der Abgrenzung zur Umwelt und Systemanalyse, andererseits aber auch in der Deduktion (Rechenfehler) oder bei der Erstellung des Realen Modells. Folglich ist bei nicht zufriedenstellenden Modelldaten entweder der Aufbau und Ablauf des Modellexperimentes zu korrigieren, oder aber das zugrundeliegende Gedankenmodell entspricht nicht dem real ablaufenden Prozeß.

Angewandt auf unser Beispiel der brennenden Flamme könnte dies bedeuten, daß dieses Modell den normalen, mittleren Stoffwechsel des Menschen für ganz grobe Zwecke hinreichend genau wiedergibt. Beispielsweise für die Frage, wie lange der Sauerstoff in einem geschlossenen Raum für eine bestimmte Anzahl von Menschen ausreicht. Für detailliertere Fragestellungen, etwa nach der O_2-Schuld im Gewebe, ist das Modell jedoch denkbar ungeeignet. Es bedürfte erheblicher Erweiterungen und Verfeinerungen, um Aussagen in dieser Richtung unterstützen zu können.

Erst nach der besprochenen Modellvalidierung gilt die Analogie zwischen Realem System und Modell als bewiesen. Man kann nun aus Experimenten am Modell (Parametervariation, Strukturveränderung, Modelläufe in die Zukunft, etc.) begründete Schlüsse auf die Reaktionen und Vorgänge in der Realität ziehen. Erst nach allen diesen Arbeitsschritten ist das Ziel der wissenschaftlichen Methode "*SIMULATION*" erreicht:

- Bei der Ausbildung kann der erfahrene Arzt davon ausgehen, daß die Kenntnisse und
  Fertigkeiten, die sich der Student während der Beschäftigung mit dem Modell erworben
  hat, auch von Nutzen für die Bewältigung real auftretender Probleme im alltäglichen
  Berufsleben sein werden.
- Beim Gerätetest kann man nun gültige Aussagen über die Wirksamkeit eines Apparates
  treffen, indem man die Prozesse, die im realen Organismus ablaufen, mit gesichertem
  Datenmaterial nachbildet.
- Und der Forscher kann mit Hilfe seines Modells verschiedene Hypothesen durchspielen,
  die entsprechenden simulierten Prozeßverläufe vergleichen und damit Aussagen über
  die Gültigkeit seiner Annahmen treffen.

Diese ausführliche Beschreibung aller notwendigen Arbeitsschritte stellt zwar eine Antwort auf die Titelfrage dar: "Was tut man, wenn man simuliert?", bietet jedoch noch

keine allgemeine Definition des Begriffes Simulation selbst. Eine solche
Begriffsbestimmung soll nun abschließend versucht werden:

Simulation ist die Nachbildung eines dynamischen Prozesses der realen Welt in einem
zweiten Prozeß, der bezüglich des Untersuchungsgegenstandes eine Analogie zum
realen Prozeß aufweist (Ersatzsystem). Dabei sollte der im Ersatzsystem ablaufende
Prozeß leichter handhabbar sein als der des Realen Systems. Experimente mit diesem
nachgebildeten, einfachen Modellprozeß lassen dann Analogieschlüsse auf Struktur und
Dynamik des untersuchten Realen Systems zu.

Literaturverzeichnis:

[1] Schmidt, B.: Systemanalyse, Modellaufbau, Simulation - Grundlagen des
Simulationssystems SIMPLEX-II; In: Proceedings of the European Simulation
Conference; Juni 1988 in Nizza
Herausgeber: R. Huntsinger et al.; Publication of SCS

Referentenverzeichnis

Dr. M. Adolph
Institut für Anästhesiologie
Postfach 101920
8900 Augsburg

Prof. Dr.-Ing. U. Boenick
Institut für Feinwerktechnik und Biomedizinische Technik
TU Berlin
Dovestr.6
1000 Berlin 10

Joachim Fleger
Oranienstr.18
6272 Niedernhausen

Prof. Dr.-Ing. H. Frankenberger
Biomedizinische Technik
Fachhochschule Lübeck
Stephensonstr.3
2400 Lübeck 1

Dr. W. Friesdorf
Universitätsklinik für Anästhesiologie
Sektion ATV
Steinhövelstr.9
7900 Ulm

Dr. P. Gebhardt
Drägerwerk AG
Moislinger Allee 53/55
2400 Lübeck

Dr. H. Götz
Institut für Anästhesiologie der Universität Erlangen-Nürnberg
Maximiliansplatz
8520 Erlangen

Dr. H. Mang
Institut für Anästhesiologie der Universität Erlangen-Nürnberg
Maximiliansplatz
8520 Erlangen

Prof. Dr. G. Martens
Institut für Anästhesiologie der Universität Erlangen-Nürnberg
Maximiliansplatz
8520 Erlangen

Dipl.-Ing. F. Matzek
Institut für Feinwerktechnik und Biomedizinische Technik
TU Berlin
Dovestr.6
1000 Berlin 10

Dr. D. Möller
Vertrieb Medizintechnik VM-DS-BT
Drägerwerk AG
Moislinger Allee 53/55
2400 Lübeck

Dr.-Ing. A. Obermayer
Institut für Anästhesiologie der Universität Erlangen-Nürnberg
Maximiliansplatz
8520 Erlangen

Prof. Dr. G. Rau
Helmholtz-Institut für Biomedizinische Technik
RWTH Aachen
Pauwelstrasse
5100 Aachen

Prof. Dr. E. Rügheimer
Institut für Anästhesiologie der Universität Erlangen-Nürnberg
Maximiliansplatz
8520 Erlangen

Prof. Dr. B. Schmid
Institut für Mathematische Maschinen und Datenverarbeitung
Lehrstuhl für Betriebssysteme
Martensstr.1
8520 Erlangen

Dr. H. Volkholz
Institut für Pathologie
Stadtklinikum Nürnberg
8500 Nürnberg

Dipl.-Inf. J. Wittmann
Institut für Mathematische Maschinen und Datenverarbeitung
Lehrstuhl für Betriebssysteme
Martensstr.1
8520 Erlangen

Stichwortverzeichnis

Fachberichte Simulation

Herausgeber: D. Möller, B. Schmidt

Band 1
B. Schmidt

Systemanalyse und Modellaufbau

Grundlagen der Simulationstechnik

1985. VIII, 248 S. 92 Abb. Brosch. DM 84,–
ISBN 3-540-13784-X

Band 2
B. Schmidt

Der Simulator GPSS-FORTRAN Version 3

1984. Nachdr. 1989. VIII, 336 S. 50 Abb.
Brosch. DM 84,– ISBN 3-540-13782-3

Band 3
B. Schmidt

Modellbildung mit GPSS-FORTRAN Version 3

1984. IX, 307 S. 25 Abb. Brosch. DM 78,–
ISBN 3-540-13783-1

Band 4
H. Bossel, W. Metzler, H. Schäfer (Hrsg.)

Dynamik des Waldsterbens

Mathematisches Modell und Computer-simulation

1985. VII, 265 S. 94 Abb. Brosch. DM 68,–
ISBN 3-540-15475-2

Band 5
E.-H. Horneber

Simulation elektrischer Schaltungen auf dem Rechner

1985. XII, 401 S. Brosch. DM 98,–
ISBN 3-540-15735-2

Band 6
J. Biethahn, B. Schmidt (Hrsg.)

Simulation als betriebliche Entscheidungshilfe

Band 1

Methoden, Werkzeuge, Anwendungen

1987. XI, 282 S. Brosch. DM 88,–
ISBN 3-540-17353-6

Band 15
J. Biethahn, W. Hummeltenberg, B. Schmidt (Hrsg.)

Simulation als Entscheidungshilfe in der Betriebswirtschaft

Band 2

1991. XIII, 238 S. 35 Abb.
Brosch. DM 88,– ISBN 3-540-53289-7

Band 7
B. Schmidt

Transportmodelle

1987. X, 294 S. Brosch. DM 88,–
ISBN 3-540-18186-5

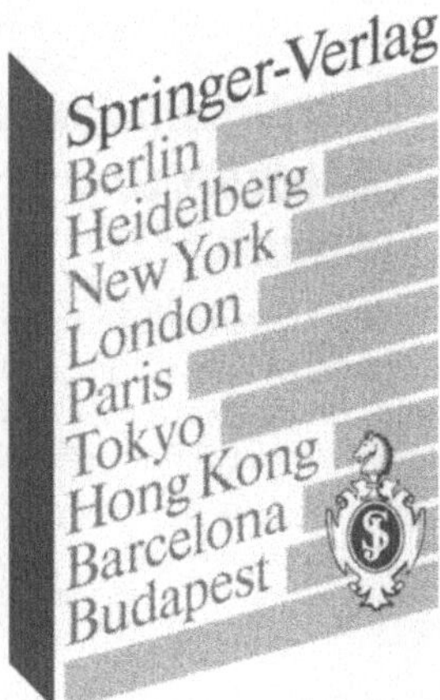

Band 8
B. Page, R. Bölckow, A. Heymann, R. Kadler,
H. Liebert

Simulation und moderne Programmiersprachen

Modula 2, C, Ada

1988. IX, 275 S. 26 Abb. Brosch. DM 78,–
ISBN 3-540-18982-3

Band 9
A. Laschet

Simulation von Antriebssystemen

**Modellbildung der Schwingungssysteme
und Beispiele aus der Antriebstechnik**

1988. XIX, 440 S. 268 Abb. Brosch. DM 88,–
ISBN 3-540-19464-9

Band 10
K. Feldmann, B. Schmidt (Hrsg.)

Simulation in der Fertigungstechnik

1988. IX, 450 S. 197 Abb. Brosch. DM 84,–
ISBN 3-540-50250-5

Band 11
H. B. Keller

Echtzeitsimulation zur Prozeßführung komplexer Systeme

**Entwurf und Realisierung eines Systems
zur interaktiven graphischen Modellierung
und zur modularen/verteilten Echtzeitsimulation verkoppelter dynamischer Systeme**

1988. XIV, 286 S. 112 Abb. Brosch. DM 74,–
ISBN 3-540-50256-4

Band 12
K.-H. Fasol, K. Diekmann (Hrsg.)

Simulation in der Regelungstechnik

1990. XII, 495 S. Brosch. DM 88,–
ISBN 3-540-52942-X

Band 13
T. Frauenstein, U. Pape, O. Wagner

Objektorientierte Sprachkonzepte und diskrete Simulation

**Klassifikation, Vergleich und Bewertung
von Konzepten der Programmiersprachen
Simula-67, Modula-2, Pascal, Smalltalk-80
und Beta aus objektorientierter Sicht vor
dem Hintergrund des Anwendungsgebietes
der diskreten Simulation**

1990. XI, 293 S. 4 Abb. Brosch. DM 78,–
ISBN 3-540-53288-9

Band 14
B. Hornung

Simulation paralleler Roboterprozesse

**Ein System zur rechnergestützten
Programmierung komplexer Roboter-
stationen**

1990. IX, 148 S. Brosch. DM 54,–
ISBN 3-540-53046-0

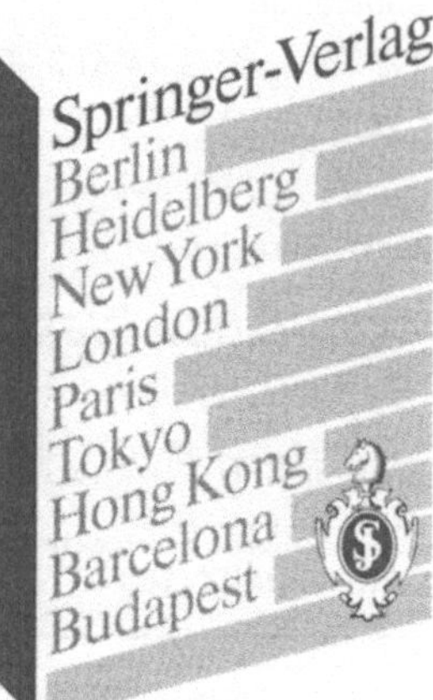